本草一味

养脾胃

本草护佑全家人丛书

余瀛鳌 陈思燕◎编著

全国百佳图书出版单位

中国中医药出版社

·北 京·

中医药学博大精深、源远流长，是无数先贤在与疾病的长期斗争中不断摸索，凝练而成。其内涵深邃，不仅包括治病救人之术，还蕴涵修身养性之道，以及丰富的哲学思想和崇高的人文精神。几千年来，孕育了无数英才，默默地守护着中华民族的健康，使华夏文明绵延至今。

在现代社会，科技发达，物质丰富，人类寿命得以延长，但很多新型疾病也随之涌现，给人们带来了巨大的痛苦。随着世界各国的经济文化交流日益加深，越来越多的国际人士开始认识到，中医药在治疗现代社会许多疑难杂症、塑造人类健康身心方面，具有无可比拟的价值，一股研究中医、移植中药的热潮正在世界范围内悄然兴起。此时的中医药，已经成为我国文化软实力的重要体现，是中国的"名片"。

中医药因其简、便、廉、验，毒副作用小，深受欢迎，很多人都喜欢学习一些基本的中医药知识。据统计，在农村和城市社区的科普活动中，中医药知识是最受欢迎的科普内容之一。但是，学习中医药并不是一件容易的事情，很多人与之初次接触时，往往被其艰深的内容所阻，最终只能望洋兴叹。

由此可见，国内外对中医药知识都有着深切的渴望，但是，能够深入浅出地讲述中医药科普知识的专家和图书不多。

有鉴于此，国家中医药管理局成立了"中医药文化建设与科学普及专家委员会"。其目的是整合中医药文化科普专家力量，对中医药文化建设与科学普及工作进行总体设计和规划，指导全行业开展相关工作，提升中医药文化建设水平，为中医药文化建设与科学普及长效机制的建立提供人才保障。

其职责是：对全行业中医药文化建设和科普宣传工作进行指导、研究、咨询和评价，同时承担有关文化科普宣传任务。针对社会上中医药科普作品良莠不齐而读者需求又十分迫切的现状，专家们除举办科普讲座、与各种传媒合作进行中医药知识传播外，还将为中医药文化建设与科学普及活动的策划和相关产品创意提供指导，研究挖掘中医药文化资源，在古籍、文献、典故、名人传说、民间故事中提炼中医药文化的内涵，结合现代社会人们养生保健的新需求，以通俗易懂、喜闻乐见的形式，创作一系列科学、权威、准确又贴近生活的中医药科普作品。

《本草护佑全家人丛书》正是一套这样的健康科普图书。该丛书将包含药食同源在内的单味中药与食物合理搭配，为广大读者提供中医养生与健康饮食指导。该丛书最大特色是医理来源于中医典籍，方法来自专家指导，既权威又安全，既高效又易操作，加之精美配图，彩色印刷，可使读者读之愉悦，用之有益，以此增强身心健康。

在本丛书即将出版之际，我在此对所有为本丛书编写提供指导的专家表示深深的感谢，其中要特别感谢特约中医学专家余瀛鳌先生。此外，要感谢为本丛书出版付出辛劳的众多工作人员。最后，还要感谢与本丛书有缘的每一位读者！

"要想长寿，必究养生"，祝愿大家永远健康快乐！

中国中医药出版社有限公司董事长

宋春生

2021 年 3 月

目录

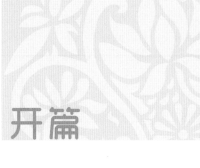

开篇

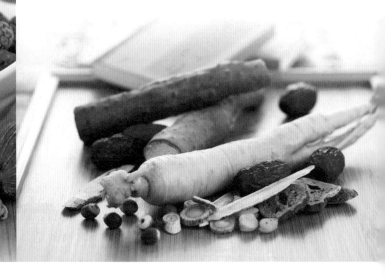

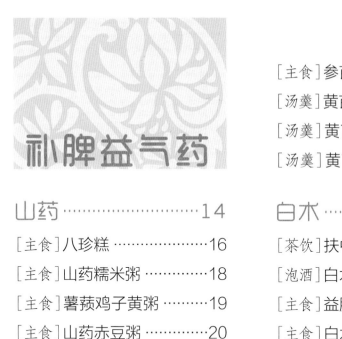

补脾益气药

温脾暖胃药

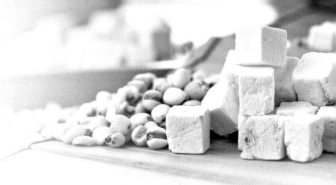

消积理气药

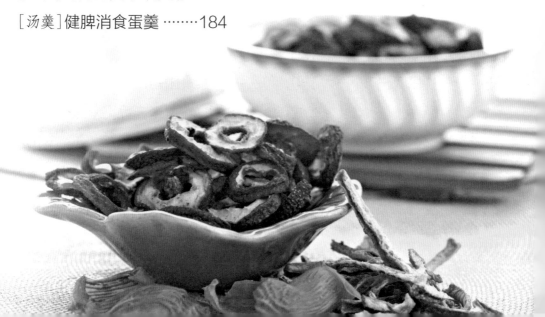

开篇

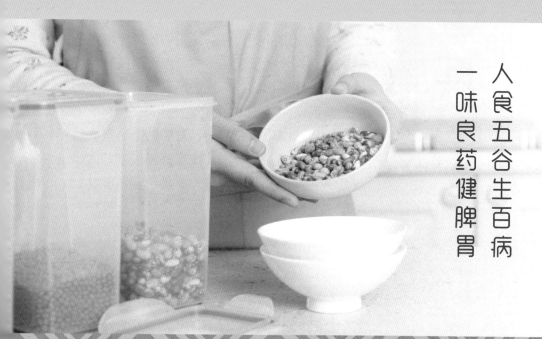

人食五谷生百病
一味良药健脾胃

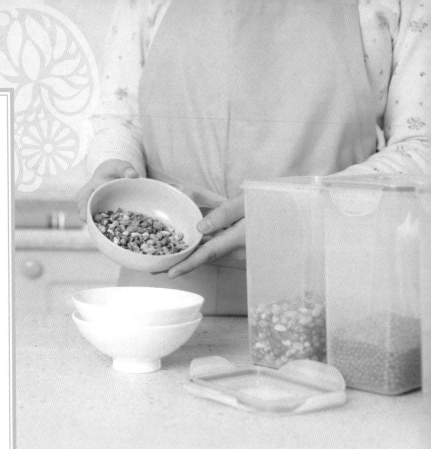

后天之本是脾胃

中医所指的脾胃并非脾脏和胃两个单纯的器官，而是包括了消化系统、血液系统、免疫系统、泌尿系统、神经系统所属部分器官在内的一套系统，是人体重要的生理系统之一。

脾胃可以吸收和运化饮食中的各种营养物质，化生为精、气、血、津液等，以维持人体正常的生理活动，使人肌肉丰满、四肢健壮。所以说，脾胃是人身气血生化之源，又被称为"后天之本"。

古籍说法

《素问·平人气象论》："平人之常气禀于胃，胃者，平人之常气也。人无胃气曰逆，逆者死。"

《脾胃论》："大肠小肠五脏皆属于胃，胃虚则俱病。""脾胃虚则九窍不通。""内伤脾胃，百病由生。"

为脏，属阴，为里

脾

主运化

脾气主升

主统血

主肌肉

喜燥恶湿

主受纳

胃气主降

胃气定生死

喜润恶燥

胃

为腑，属阳，为表

脾主运化
脾具有运化水谷、水湿的功效。

脾气主升
✿ 主升清：指主导水谷精微营养物质的上升布散。

✿ 维持人体各内脏的正常位置，避免内脏下垂。

脾主统血
✿ 生血：指化生血液，避免血虚。

✿ 摄血：脾气对血液有固摄作用，脾虚易引起各种出血病证。

脾喜燥恶湿
脾阳旺盛，则运化水湿功能正常，否则，脾为湿困，易出现水肿、腹胀、纳呆、肢重乏力等症。

脾主肌肉
脾气足，则人的肌肉精壮丰满，结实有力。否则，肌肉失去滋养，逐渐消瘦，四肢无力，痿软松弛。

在窍为口，其华在唇
脾胃不佳会出现食欲不振、口淡乏味或口味异常、唇色异常的现象。

在液为涎
脾虚或脾胃不和会出现口水多甚至自流的状况。

胃主受纳
胃具有受纳和腐熟水谷的功效。

胃气主降
胃主降浊，胃气以通降为顺，胃气不降或上逆，易引起恶心、呕吐、嗳气、脘腹胀痛。

胃气定生死
胃气是生命活动的主要标志，因此，中医有"有胃气则生，无胃气则死"的说法。

胃喜润恶燥
胃的运作需依赖胃中津液，燥热易灼伤胃阴，而出现口干、唇干、舌干、喜饮、龈肿、吐血等症状。

脾为脏，胃为腑，一阴一阳，互为表里，互相作用和影响。脾胃往往一起病，经常需要协同，也要一起治疗和调养。

哪些人容易得脾胃病

先天禀赋不足者

父母体弱多病、精气亏虚，可导致子女先天不足，从小就形体瘦弱、免疫力差、容易生病，尤其是脾胃功能低下最为突出。

久坐久卧、过度安逸者

"久卧伤气、久坐伤肉"，过度安逸、体力劳动太少也会引起脏腑功能失调，脾胃运化功能减退，导致食欲不振、气虚乏力、饮食不下等症。

情志失调者

情志失调易致肝气郁结，"肝气犯胃"而引起脾胃病。因此，爱生气、长期抑郁、精神压抑、悲忧者均易出现脘腹部胀满或胁痛、呕逆、嗳气等脾胃气机不调的症状。

思虑过度者

脾在志为思，思虑过度则伤脾。思则脾气结滞，导致不思饮食、脘腹胀闷。因此，脑力工作者较易患脾胃病，尤其是长期熬夜加班者。

过度劳累者

过度劳累会使气血损耗过重，导致气血不足，易出现气短乏力、神疲懒言、胃纳减退等脾气虚的症状。

久病者

身体多病日久，会造成气血虚弱，再加上长期服用药物的影响，会累及脾胃，造成脾虚。

老人、儿童

老年人各脏器都趋于衰退，脾胃功能易下降，出现食少、食滞、气虚下陷等症状。儿童由于脾胃功能发育不完善，也容易出现食积、食滞等问题。

暴饮暴食或节食者

经常暴饮暴食或节食过度、不按时吃饭，饥一顿饱一顿，会导致脾胃气机失调、积滞不化、吐泻、嗳腐吞酸等问题，胃病很快会找上门。

外感六淫者

六淫为"风、寒、暑、湿、燥、火"。如风寒侵袭脾胃，则易腹胀冷痛、呕吐、泄泻；暑湿侵袭脾胃，则易胃脘痞满、恶心呕吐、食少胸闷、便溏不爽、四肢困倦；燥火侵袭脾胃，则易口渴津干、尿黄、便秘、干呕。

饮食偏嗜者

长期偏食易导致营养不良；过食刺激性食物，如辣椒、咖啡、大蒜、醋、香料等，易损伤消化道，或伤阴耗气；过食肥甘肉食，易造成食滞难化。这些都是引起及加重脾胃病的因素。

过食寒凉食物者

长期食用寒凉食物，尤其是刚从冰箱中取出的食物，易造成胃寒，降低脾胃运化功能。

烟酒过度者

烟可助长燥邪，不仅伤肺，而且伤胃，长期抽烟会使脾胃气虚。酒可助长湿热，酗酒会造成脾胃湿滞化热，进而导致脾虚。

脾胃失调有哪几类

同样是腹胀、吃不下饭、拉肚子，有的是虚寒引起的，有的是湿热导致的，有的和脾胃气机不调有关……所以，仔细分辨病因和类型非常重要，这样才能知道采用哪种方法来调理，应该选择哪类药材和食物，做到对证调养。

脾胃气虚

脾胃气虚是指由于脾（胃）气不足而引起的脾胃受纳、腐熟及运化功能失常。常因年老体弱、久病、过劳或过逸引起。

主要表现

腹胀纳呆，食后胀甚，泄泻，肢体倦怠，神疲乏力，少气懒言，形体消瘦或肥胖浮肿，舌苔淡白。严重者出现久泻、脱肛、胃下垂、子宫脱垂等中气下陷症状。亦会出现月经过多、崩漏、便血、衄血、皮下出血等慢性出血症状。

治疗原则

以补益脾气为主。

常用药材

山药、大枣、白扁豆、莲子、芡实、人参、党参、白术、黄芪等。

脾胃阳虚

脾胃阳虚是指由于脾胃阳气虚弱，失于温运，阴寒内生而引起一系列脾胃不适症状。常因脾胃气虚加重或者过食生冷、风寒侵袭、误用寒凉药物而耗伤阳气所致。

主要表现

脘腹冷痛绵绵，喜温喜按，空腹痛重，饭后痛减，易犯吐清水，纳呆腹胀，大便完谷不化，便溏泄泻，呕吐，小便清长或不利，白带多而清稀，形寒肢冷，畏寒喜暖，面目失华或浮肿，舌苔白滑等。

治疗原则

以温脾暖胃、缓急止痛为主。

常用药材

干姜、高良姜、大枣、肉桂、丁香、肉豆蔻、佛手、花椒等。

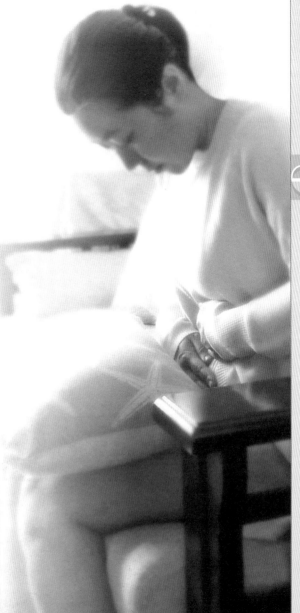

寒湿困阻

寒湿困阻是指由于寒湿内盛、脾阳不振、胃气凝滞而致脾的运化失常，胃失和降。常因冒雨涉水，或因气候阴冷潮湿，或久居寒湿之地引起。

主要表现

脘腹痞闷胀满，胃脘冷痛，呃逆，恶心呕吐，纳呆，泄泻，口泛清水，头身困重，形寒肢冷，腹痛便溏，妇女白带量多清稀，小便短少，水肿等。

治疗原则

以温脾燥湿为主。

常用药材

砂仁、草果、豆蔻等。

湿热内蕴

湿热内蕴是指湿热内蕴中焦，脾胃的运化功能受阻所导致的脾胃不适。常因气候暑湿闷热或久居湿热之地，或过食肥甘厚味，导致脾胃湿热蕴阻。

主要表现

脘腹痞满，呕恶，纳呆，口苦黏腻，肢体困重，发热，便秘或大便黏腻不爽，痢疾，小便短黄，面目发黄等。

治疗原则

以清热利湿为主。

常用药材

茯苓、薏苡仁、苍术、赤小豆等。

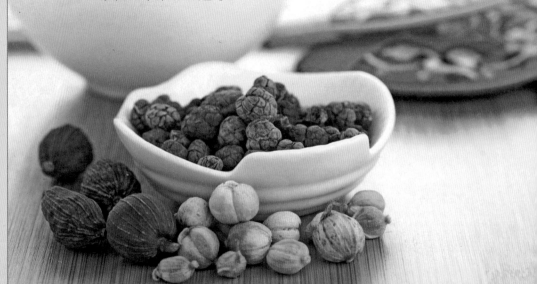

中焦气滞

中焦气滞是指中焦气机失于疏泄，气机壅滞胃脘而致的脾胃气机不调。常因情志不遂、肝郁犯胃，或饮食不节、少食多动、寒气入胃等因素引起。

主要表现

脘腹疼痛胀满，腹痛，胸胁痛，嗳气呃逆，或恶心呕吐，食少，纳呆等。

治疗原则

以消积化滞、理气化痰为主。

常用药材

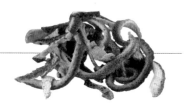

鸡内金、山楂、陈皮、麦芽等。

名词解释

胃脘：泛指整个胃体、胃腔。

纳呆：也叫胃呆、纳少、食少，即进食减少，吃下去的东西不消化。

便溏：大便不成形，形似溏泥，俗称薄粪。

泄泻：排便次数增多，粪便稀溏，甚至泄如水样。

嗳气：胃中气体上出咽喉所发出的声响，其声长而缓，多见于饱食之后。

嘈杂：胃中有似饥饿、空虚伴灼热的一种感觉。

吞酸：酸水自胃上激于咽喉之间，未及吐出又复吞咽，酸味有如剌心之感。

呃逆：打嗝，指气从胃中上逆，喉间频频作声，声音急而短促。

痞满：自觉脘腹胀满，触之无形，按之柔软，压之无痛。

脾胃病最宜食疗

俗话说，脾胃病要"三分治，七分养"，饮食得当最有利于脾胃病的调养，药物治疗也能起到辅助效果。"药补不如食补"，在脾胃病方面尤为重要。

《备急千金要方·食治卷》："凡欲治疗，先以食疗，既食补不愈，后乃用药尔。"

食疗的常用形式

药粥尤宜补脾胃

粥被称为"天下第一养人"之品，粥养脾胃是我国的传统食疗法。

❋ 粥以谷粮淀粉类食物为主，是膳食结构的根基，也是人体热量和营养需求的重要来源。

❋ 粥口感软烂，熬粥过程中，淀粉已充分糊化，更有利于脾胃功能差的人消化和吸收，食后不易产生腹胀感。尤其是老人、儿童，不仅脾胃虚弱，还有牙齿残缺、咀嚼困难的问题，软糯的粥是最为适合的保养品。

❋ 粥是药物的百搭品。如果想添加中药材，做成药粥最为方便适宜，它能有效溶解药物成分，便于服用，口味也可根据需要调节，早晚温热食用，特别适合脾虚者。

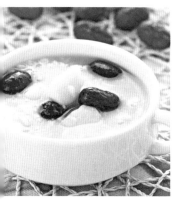

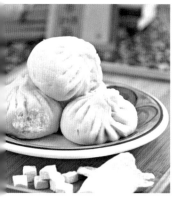

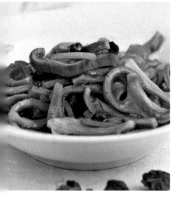

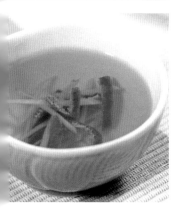

药点、药饭

药点、药饭是将谷物（常用糯米、小米、面粉等）与某些食物和药物一起制作成饭、糕、饼、包子、馒头等主食或点心，用以防治疾病的一种方法。

做成点心、饭的好处是一次可以多做一些，连续多日食用比较方便，且容易把一些食材或药材以粉末形式混入其中，让人更容易消化，口味也不会受很大影响。

以脏补脏

中医有"以脏补脏"的说法，动物的内脏对补益相应的人体脏器有一定"同气相求"的效果，单独食用亦可，如能搭配一些补益的中药材，效果会更好。所以，在补脾胃的食疗方中，常用到动物胃，如猪肚、牛肚、羊肚，可以起到健胃增食、止泄泻的作用。

黄色食物补脾胃

脾在五脏中属"土"，代表万物生长的根基，对应的颜色就是黄色，而大多数黄色食物也确有补益脾胃的功能。如玉米、小米、土豆、南瓜、甘薯、黄豆等谷薯豆类食物，有健脾益气的作用；而菠萝、柠檬、柑橘、橙子、柿子等黄色水果，多有促进消化、健胃消食的作用。

养护脾胃的常用食物

脾胃气虚

大枣、山药、粳米、糯米、粟米、锅巴、熟藕、栗子、黄豆、豆腐、扁豆、豇豆、牛肉、羊肉、鸡肉、兔肉、牛肚、猪肚、鲫鱼、莲子、芡实、鹌鹑、土豆、香菇等

脾胃阳虚

羊肉、牛肉、鸡肉、生姜、干姜、葱、砂仁、肉桂、小茴香、韭菜、大蒜、胡椒、花椒、肉豆蔻、红糖等

寒湿困阻

猪肚、大枣、山药、砂仁、草果、豆蔻、茴香、韭菜、香菜、大茴香、肉桂等

湿热内蕴

粟米、鸭肉、薏苡仁、茯苓、赤小豆、绿豆、绿豆芽、冬瓜、大白菜、梨、生藕、甘蔗、蜂蜜、木瓜等

中焦气滞

白萝卜、陈皮、柑橘、金橘、鸡内金、山楂、麦芽、谷芽、菠萝等

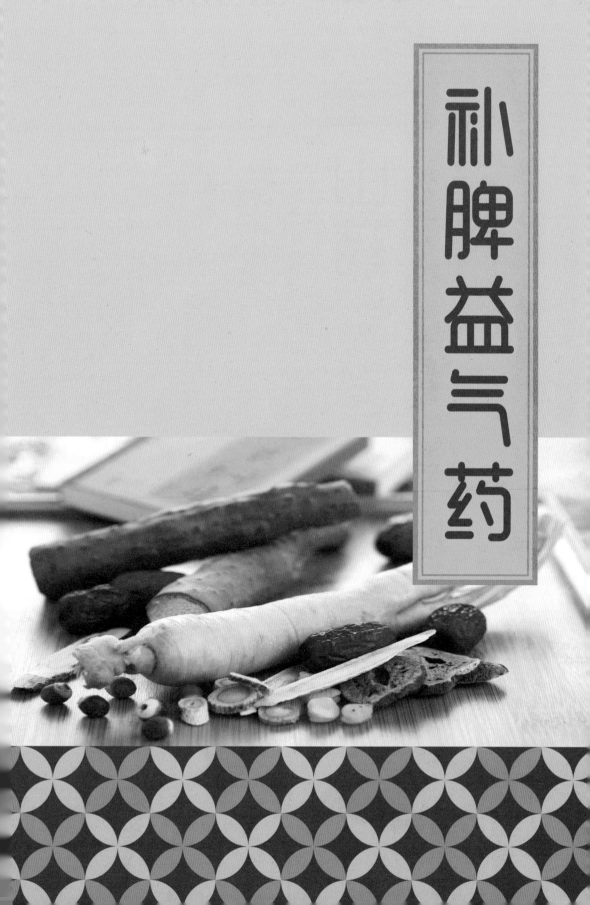

补脾益气药

补脾益气药

山药

别名 薯蓣、土薯、山薯蓣、怀山药、淮山。

性味 味甘，性平。

归经 归脾、肺、肾经。

专家箴言

山药可补脾益气、滋养脾阴，是脾气虚弱、气阴两虚者的首选药食两用材料。山药富含营养又容易消化，可长期服用，对肺虚、肾虚者也有补益作用，是中老年人及久病虚弱者调补脾胃的理想食物。

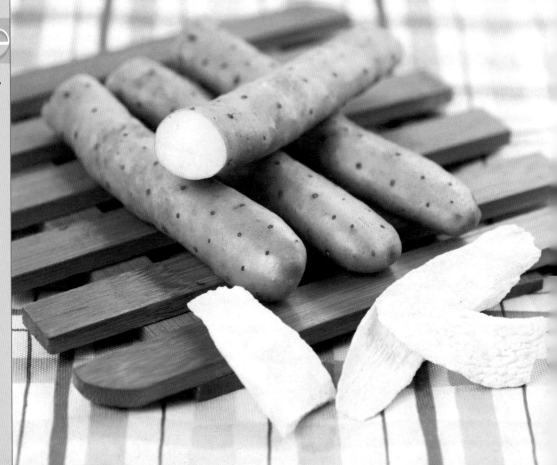

古籍说法

《神农本草经》："补中，益气力，长肌肉。"
《本草纲目》："益肾气，健脾胃，止泄痢。"

药材选料

山药为薯蓣科植物薯蓣的根茎，鲜品、干品均有效。鲜品是日常蔬菜，干品在中药店有售（谨防买到以木薯代替的假山药片）。选择鲜山药以"铁棍怀山药（河南焦作一带出产）"为最佳，与普通山药相比，它短、细、毛刺长、断面细腻、色如瓷白、质地坚密、耐煮不烂、口感香甜细腻、略带药味，食疗效果更好。

铁棍怀山药

以木薯代替的假山药片

常用搭配

山药气轻性缓，长期单用，对慢性轻度的脾虚证有效，但气虚比较严重时，多与人参、白术等补气药合用。此外，在食疗中也常与茯苓、薏苡仁、大枣、莲子、芡实等材料合用，效果更好。

用法用量

山药用法极多，可做主食、菜肴、羹汤，或泡饮、熬膏等。鲜品用量没有太多限制，干品煎服用量在15～30克。

人群宜忌

适宜人群	不宜人群
✓ 脾气虚弱或气阴两虚所致消瘦乏力、食少、泄泻、便溏者 ✓ 慢性久病或病后虚弱羸瘦、营养不良、脾运不健者 ✓ 糖尿病患者及肺虚咳喘、肾虚腰痛、遗泄者	✗ 山药有收敛作用，故湿盛中满或有实邪、积滞、大便燥结者慎用

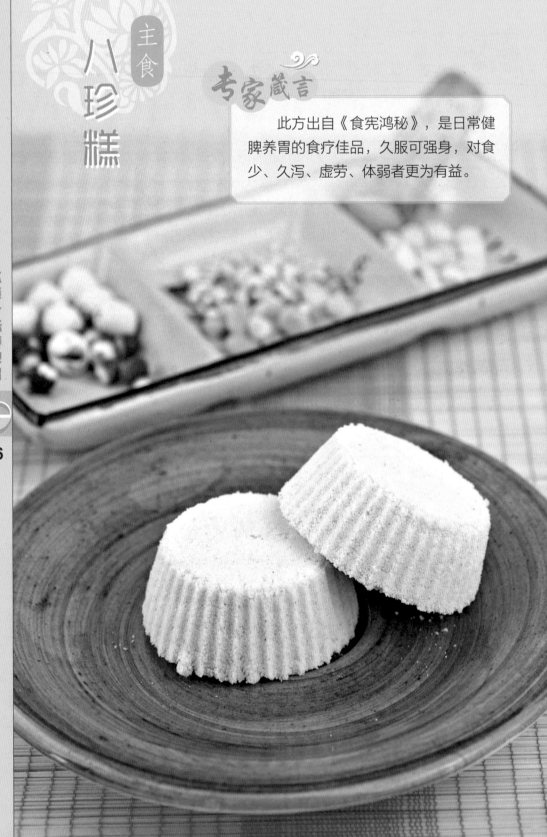

八珍糕

专家箴言

　　此方出自《食宪鸿秘》，是日常健脾养胃的食疗佳品，久服可强身，对食少、久泻、虚劳、体弱者更为有益。

材料

糯米粉500克，山药、白扁豆各50克，薏苡仁、莲子、芡实、茯苓各30克。

调料

白糖100克。

用法

作主食或餐间点心食用，每食适量，久食有效。

宜忌

✓ 最适合脾胃虚弱、虚劳羸瘦、食欲不振、久泻不止者常食，可作为脾胃疾病患者的日常保健食品。

✓ 健康者或亚健康人群均宜食用，男女老少皆可，老年人尤为适宜。

✓ 四季皆宜食用。

✗ 此糕偏于补益，如积滞较重、大便燥结者不宜多吃。

做法

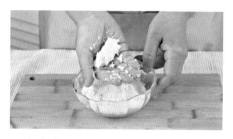

1 将山药、白扁豆、薏苡仁、莲子、芡实、茯苓研末成粉，与糯米粉和白糖混合，加适量水拌匀，至用手攥成块、松手能散的程度。

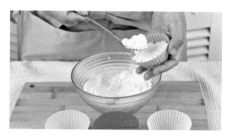

2 把拌匀的粉装入模具中，压实。

17

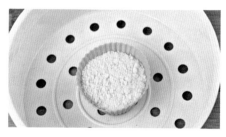

3 再把模具放入蒸锅，大火蒸40分钟即可。

主食

山药糯米粥

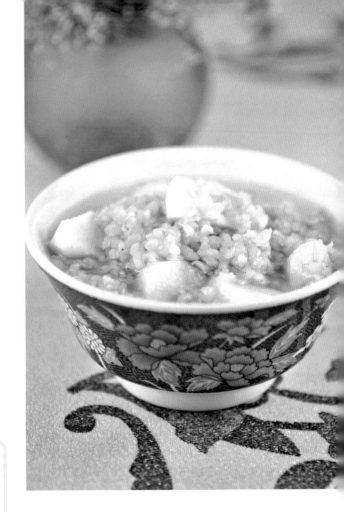

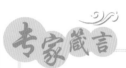

专家箴言

此粥可健脾养胃，温中止泻，是可常服久服的温和补益食疗品。

宜忌

✓ 适合脾胃虚寒所致的脘腹冷痛、饮食量少、泄泻者食用。

✓ 体质虚弱、虚劳羸瘦者，中老年体虚、久病虚弱者宜常食。

✓ 四季皆宜，秋、冬季食用尤佳。

✗ 湿盛中满或有实邪、积滞、大便燥结者不宜。

材料

鲜山药、糯米各100克。

调料

白砂糖适量。

做法

1 将糯米用水浸泡一夜，用小火炒干。

2 山药洗净，去皮，切大块，与糯米一起放入锅中，加水煮粥。粥将熟时，再加白砂糖稍煮即可。

用法

每日早、晚温热食用。

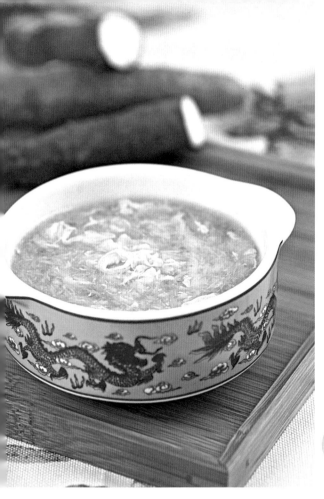

材料

鲜山药150克，熟鸡蛋黄2个。

做法

1 将鲜山药洗净，去皮，上锅蒸熟后再捣成泥；鸡蛋黄打散。

2 把山药泥放入锅中，加适量水调成稀糊，小火加热煮沸，倒入鸡蛋黄煮凝固即可。

用法

作早餐食用。

专家箴言

此方出自《医学衷中参西录》，有健脾和中、固肠止泻的功效。

宜忌

✓ 适合脾气虚弱引起的久泻不止、形体瘦弱、乏力少气、缺少食欲、面色萎黄者。

✓ 四季皆宜，秋、冬季食用尤佳。

✗ 大便秘结以及湿热泄痢者不宜。

✗ 鸡蛋黄胆固醇含量偏高，高脂血症者不宜多吃。

主食

山药赤豆粥

材料

鲜山药、粳米各100克，赤小豆30克。

做法

1 将山药洗净，去皮，切块；粳米淘洗净。
2 先将赤小豆加水煮至半熟，再放入粳米和
  山药块，煮至熟烂成粥即可。

用法

作早餐食用。

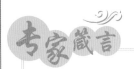

专家箴言

此粥有补脾、清热、利湿、止泻的功效，适用于脾虚不运者。

宜忌

✓ 适合脾虚湿盛不运所致水肿、腹胀、尿少、便溏、体倦、舌淡苔白、心烦口渴者。

✓ 四季皆宜食用。

✗ 急性肠炎、痢疾患者不宜服用。

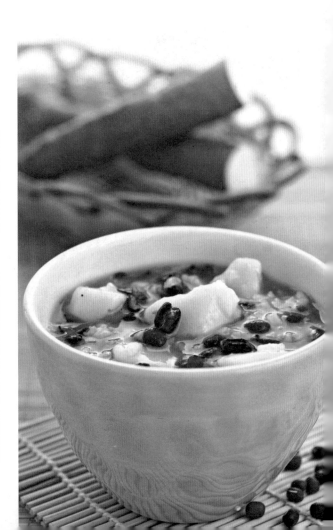

山药茯苓包子

材料

山药粉、茯苓粉各50克，自发面粉250克。

调料

白糖100克，猪油适量。

做法

1 将自发面粉加温水和面，饧发30分钟。

2 山药粉、茯苓粉加水调成稀糊，先上蒸锅蒸15分钟，取出晾凉后再加白糖和猪油调拌成馅。

3 用饧发好的面擀皮、包馅，制成包子生坯，上锅蒸20分钟即成。

用法

作早餐食用，每食适量。

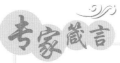

专家箴言

此方出自《儒门事亲》，有健脾养胃、宁心神、补气固精的功效，最宜脾胃不健者常食。

宜忌

✓ 适合脾虚食少、慢性腹泻、老年肾虚、遗精遗尿者食用。

✓ 健康人食用可使精力充沛、食欲旺盛、体质增强。

✓ 四季均宜食用。

✗ 大便燥结者不宜多吃。

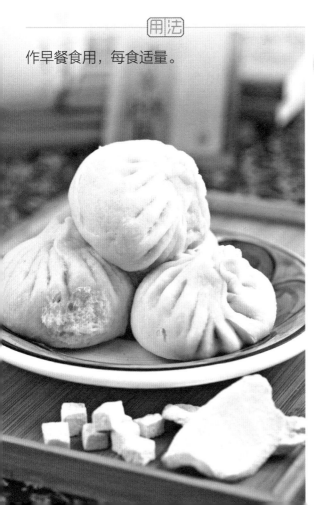

山药面粥

材料

鲜山药100克，面粉100克。

调料

香葱末、姜末各20克，盐适量。

做法

1 将鲜山药洗净，去皮，切成小丁。
2 把面粉倒入锅中，加冷水，调成稀糊，小火煮沸，倒入山药丁煮5分钟，放入葱末、姜末、盐，稍煮即可。

用法

每日早、晚温热食用。

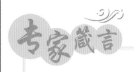

专家箴言

此粥有健脾益气、养心除烦的功效，适合脾胃虚弱兼有心气不足者常食。

宜忌

✓ 适合脾胃虚弱、心气不足所致食欲缺乏、消化不良、腹泻久利、心悸盗汗、烦躁失眠、肾虚滑泻者长期服用。

✓ 四季皆宜食用。

✗ 体内有实热及大便干燥者不宜多吃。

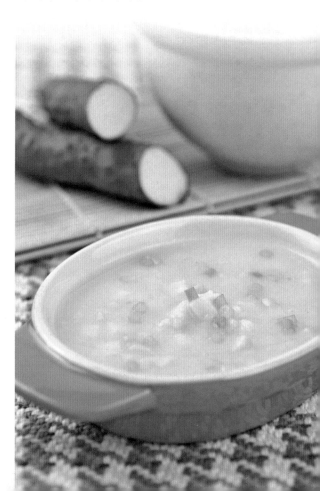

山药羊肉汤

材料

羊肉500克,干山药50克。

调料

料酒20克,葱段、姜片各10克,盐、白胡椒粉各适量。

做法

1 羊肉洗净,焯烫去血水,切成小块。
2 羊肉和干山药置于锅中,倒入适量水,先用大火烧沸,撇去浮沫,加入葱段、姜片、料酒,再改小火炖至熟烂,加盐、白胡椒粉调味即可。

用法

随餐温热食用,吃肉喝汤。

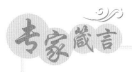

专家箴言

此汤鲜美可口,又补脾益胃,是脾胃气虚、寒凉者的调补良品,对气血亏虚、食少便溏、虚寒泄泻均有食疗效果。

宜忌

✓ 适合脾胃虚寒所致食少倦怠、便溏腹泻、久病体弱、四肢偏冷者,小儿营养不良、发育迟缓者。

✓ 最宜秋、冬寒冷季节食用。

✗ 羊肉偏温热,内有实热、大便燥结者或湿热引起的泄泻者不宜服用。

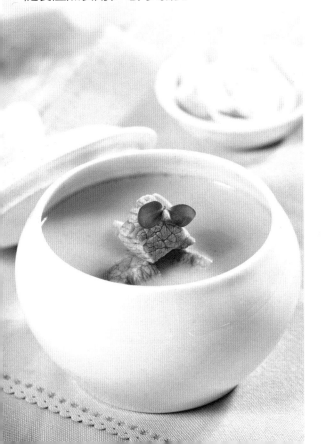

汤羹

山药薏米牛肚汤

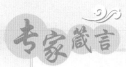

　　牛肚即牛胃，甘温补虚，益脾开胃。山药、芡实、大枣可补益脾气，生姜能温脾散寒，薏苡仁可祛除脾湿。合用做汤，可起到补脾健胃、祛湿止带的作用。

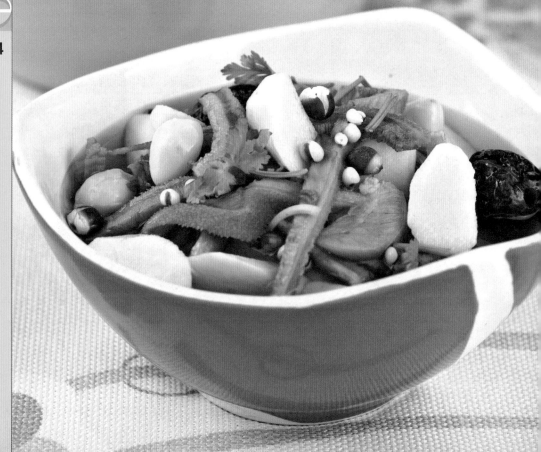

材料

牛肚500克，鲜山药100克，薏苡仁、芡实、蜜枣各30克，白果6克，生姜4片，香菜末少许。

调料

生抽10克，盐、胡椒粉各适量。

用法

随餐食用，常食见效。

宜忌

✓ 适合脾胃虚弱、食欲不振、消化不良、消瘦、便溏、泄泻者食用。

✓ 老人、儿童病后需调养脾胃者宜食。

✓ 妇女脾虚湿重所致带下清稀、神疲乏力者宜食。

✓ 最适合秋、冬季食用。

✗ 有实邪、积滞、大便燥结者不宜多吃。

做法

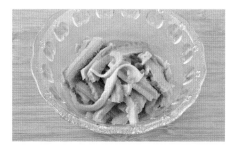

1 把牛肚洗净，焯水后切成条；鲜山药去皮，洗净后切成块。

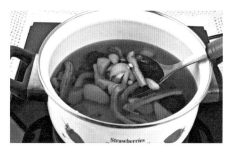

2 将牛肚条放入锅中，加适量水煮沸，撇去浮沫，放入薏苡仁、芡实、蜜枣、白果，小火煮1小时，放入山药，续煮15分钟。

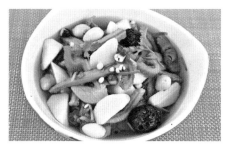

3 加入调料调味后盛入汤碗，撒上香菜末即可。

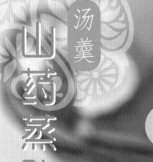

汤羹

山药蒸鸭

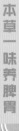
专家箴言

此汤有补益脾气、养阴补血、促进运化的功效，可用于脾胃气虚、气阴两虚所致食欲不振、消化不良、体倦乏力、津干口渴等症。

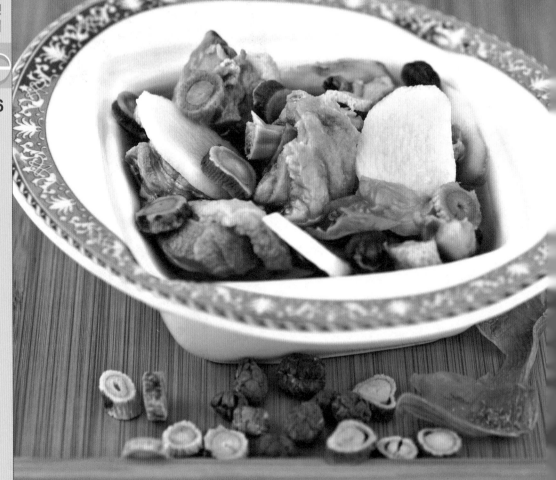

材料

鸭子500克，山药、党参、姜片各25克，鸡内金15克，砂仁10克，炙甘草6克。

调料

料酒10克，盐、胡椒粉各适量，鸡高汤300毫升。

用法

随餐食用，吃肉喝汤。

宜忌

✓ 适合脾胃气虚、气阴两虚者，尤其是虚劳羸弱、体倦乏力、津干口渴、食欲不佳者。

✓ 工作劳累所致身心疲惫、进食少、消化差、免疫力下降者食用有益。

✓ 鸭肉偏凉，夏季食用最佳。

✗ 此汤为补益药膳，无脾胃虚弱证者可不加党参、鸡内金等药材，否则不宜多吃。

做法

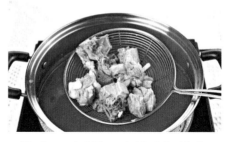

1 将鸭子剁成块，入沸水锅焯水后洗净捞出。

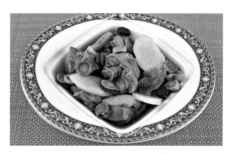

2 先将各药材用适量水煎煮20分钟，倒入蒸碗，再放入鸭块。

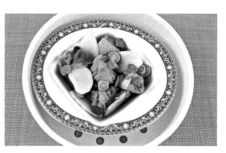

3 把料酒、盐、胡椒放入鸡高汤内，搅匀后也倒入蒸碗中，上蒸锅蒸2小时即可。

补脾益气药

大枣

别名 枣、红枣、枣子、干枣。

性味 味甘，性温。

归经 归脾、胃、心经。

专家箴言

大枣为脾之果，是补气养血的传统滋补品。可用于脾气虚弱、消瘦、倦怠乏力、便溏等症。此外，大枣还有养心安神、美容养颜、抗衰老的功效，尤其适合中老年人和女性脾虚者食用。

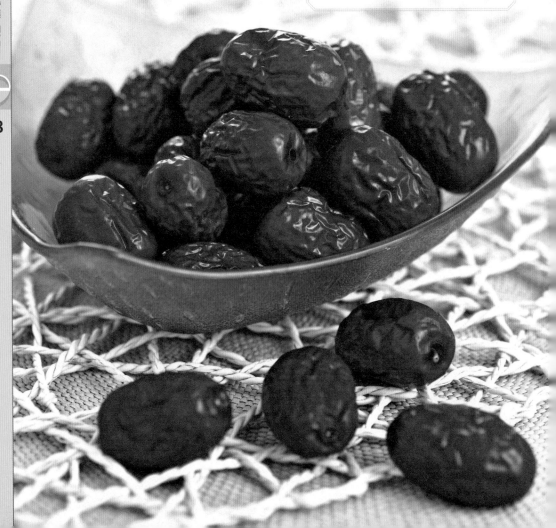

古籍说法

《神农本草经》："安中养脾。"
《名医别录》："补中益气，强力，除烦闷。"

药材选料

本品为鼠李科植物枣的成熟果实。以色红、肉厚、饱满、核小、味甜者为佳。市场上的大枣价格相差较大，尽量不要选用低档廉价的劣质大枣，因其可能是陈年枣或二三级枣，存在气味杂乱、表皮干涩、渣多、甜度不一等问题。

优质大枣

劣质大枣

常用搭配

大枣单用就有很好的健脾效果，对气虚乏力较重者，多与人参、白术等补脾益气药合用。食疗中常搭配山药、莲子、姜、龙眼肉等材料。

用法用量

多直接食用，也可煎汤、泡茶、煮粥、做面食、做羹汤或入丸、散，用法非常多样。一般需要擘破、去核后再煎服，这样药效才能最大程度地发挥出来。煎服用量在6～15克。

人群宜忌

适宜人群	不宜人群
✓ 脾气虚弱所致食欲不振、饮食减少、消化及营养不良、经常吐泻、便溏、消瘦乏力、倦怠疲惫者 ✓ 神经衰弱、失眠、虚劳烦闷、容颜早衰者	✗ 凡有湿痰、积滞、齿病、虫病者均不宜

29

主食 大枣小米粥

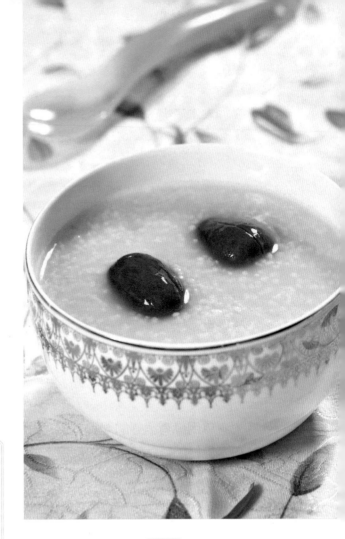

专家箴言

此方出自《饮食辨录》，有补脾胃、益气血的作用，尤其适合脾胃气虚者及孕产妇补益。

宜忌

✓ 适合脾胃虚弱所致面色苍白不华、食少反胃、泄泻、羸瘦衰弱、贫血、心悸失眠者。

✓ 老弱妇幼皆宜，尤其适合孕期及产后脾胃不足、气血亏虚者。

✓ 四季均宜食用。

✗ 内有湿痰、积滞者不宜多吃。

材料

大枣30克，小米60克。

调料

白糖适量。

做法

1 大枣洗净，去核，擘破。小米淘洗干净。

2 将大枣和小米放入锅中，倒入清水，先用旺火煮沸后，再改小火煮至粥成。

用法

每日早、晚温热食用。

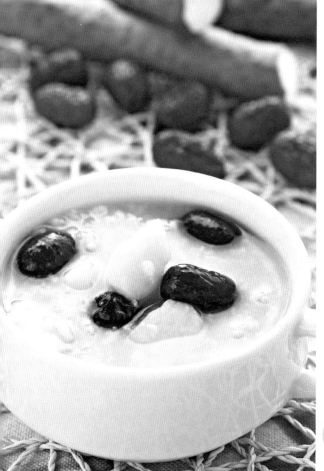

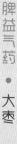

大枣山药粥

主食

专家箴言

此粥可健脾胃，补气血，抗衰老，最宜老人、儿童脾胃不佳者，常人食用可增强体质。

材料

山药、粳米各60克，大枣30克。

调料

白糖适量。

做法

1 粳米淘洗干净；山药洗净去皮，切块；大枣去核，擘破。

2 将粳米、山药、大枣一起放入锅中，加水煮粥，再加入白糖拌匀即可。

用法

每日早、晚温热食用。

宜忌

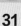

✓ 适合老年脾胃虚弱、食少便溏、气血不足、病后体虚、羸瘦衰弱者。

✓ 适合儿童营养不良、发育迟缓、体形瘦弱者。

✓ 秋、冬季食用尤佳。

✗ 痰湿较重、肥胖、便秘者不宜多吃。

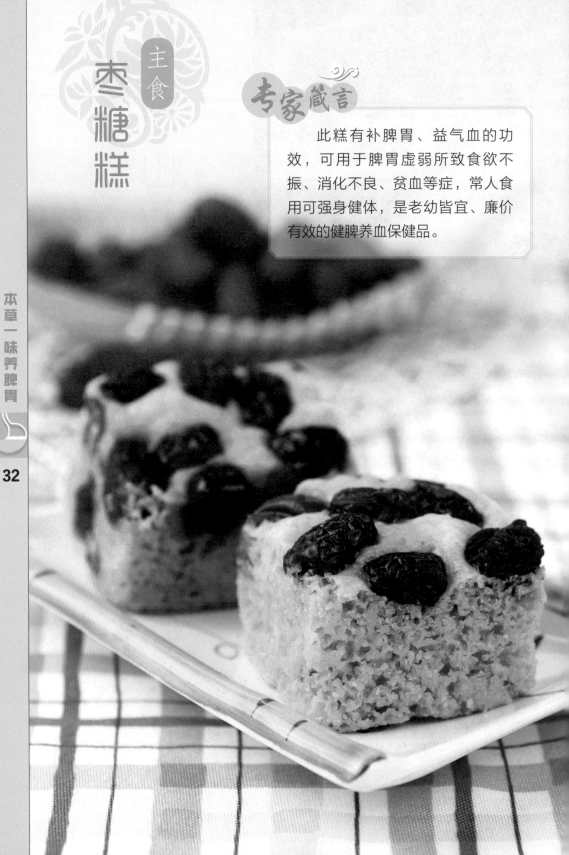

主食

枣糖糕

此糕有补脾胃、益气血的功效，可用于脾胃虚弱所致食欲不振、消化不良、贫血等症，常人食用可强身健体，是老幼皆宜、廉价有效的健脾养血保健品。

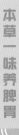

材料

自发粉、玉米粉各300克，大枣100克，玫瑰花适量。

调料

白糖50克。

用法

每餐作主食食用，也可作两餐间的点心。食用时切成块。

宜忌

- ✓ 一般人群均宜食用，尤其适合老人、儿童、妇女常食。
- ✓ 有脾胃虚弱、气血不足或肝气郁滞所致饮食量少、腹痛、消化不良、面色萎黄或苍白、贫血、体倦乏力、心烦失眠者宜常食。
- ✓ 四季皆宜食用。
- ✗ 痰湿较重、肥胖者不宜多吃。

做法

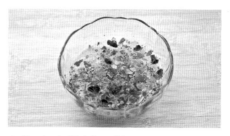

1 将玫瑰花瓣掰散，用温水浸泡30分钟，滤掉花瓣，水备用。

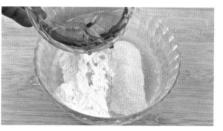

2 自发粉、玉米粉放入大碗中，玫瑰水加白糖搅匀后倒入面粉中。

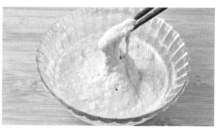

3 边倒水边搅拌，至稠糊状，静置30分钟。

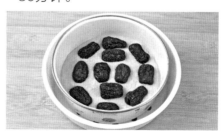

4 先把面糊倒入蒸盆，抹平，再码上大枣，放入蒸锅，大火蒸40分钟即成。

菜肴 枣菇蒸鸡

鸡胸肉150克，大枣50克，水发香菇30克。

调料

淀粉6克，酱油、料酒各10克，盐、香油、鸡清汤各适量。

做法

1 将鸡肉切成条，用料酒、淀粉抓匀上浆；水发香菇切成丝。

2 鸡肉、香菇、大枣放入蒸碗，加入鸡清汤、酱油、盐拌匀，上蒸锅蒸15分钟，取出后淋上香油即可。

用法

随餐食用。

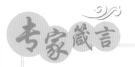

专家箴言

此菜补脾胃、养气血，适合脾胃虚弱兼气血亏虚者，健康人常食也能补充营养、防病强身。

宜忌

✓ 适合脾虚血亏所致面色不华、疲惫乏力、食欲不振、消化不良、气短贫血者常食，尤其适合老人、女性食用。

✓ 最宜秋、冬季食用。

✗ 内有痰湿、积滞者不宜多吃。

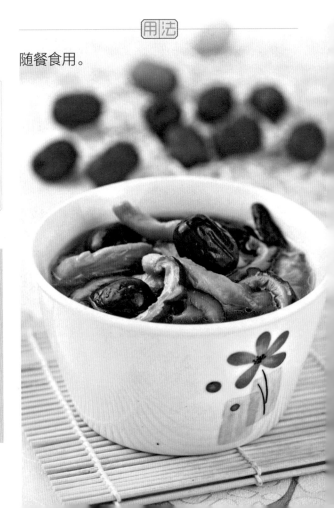

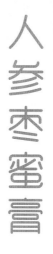

人参枣蜜膏

膏方

材料

大枣、蜂蜜各100克，干人参5克。

做法

1 大枣洗净，煮熟后去核、皮，捻成泥；干人参研成粉末。

2 将人参粉、大枣泥和蜂蜜，充分搅匀成膏状，盛入可密封的容器内保存。

用法

每日取1勺含服，也可用温开水溶化后饮服。

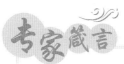

专家箴言

此膏有益脾胃、补肺肾的功效，非常适合脾胃虚弱、年老体衰、体虚气短、贫血乏力者常服。

宜忌

✓ 适合脾胃虚弱所致的倦怠乏力、饮食减少、面色不华、贫血者。

✓ 肺虚咳喘、肾虚早衰、心悸失眠者宜服用。

✓ 四季皆可服用。

✗ 脾胃实热、肺热咳痰及有出血、痰湿、积滞者不宜服用。

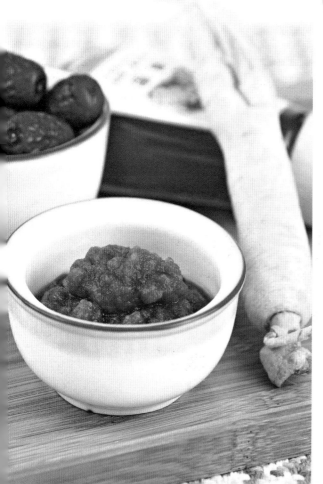

黄芪

别名 黄耆、箭芪、绵芪、绵黄芪。

性味 味甘，性微温。

归经 归脾、肺经。

专家箴言

黄芪是补中益气的要药，具有补气健脾、升阳举陷、益卫固表、利水消肿、托毒生肌等功效，常用于食少便溏、久泻、内脏下垂、气虚水肿、气血亏虚等脾气虚证。黄芪的补气作用虽不及人参，但长于补气升阳，更宜于脾虚气陷、表虚自汗等证。

古籍说法

《本草备要》："炙用补中，益元气，温三焦，壮脾胃。"
《本草新编》："气薄而味浓，可升可降，阳中之阳也，无毒。专补气。"

药材选料

本品为豆科黄芪属植物膜荚黄芪及蒙古黄芪的根。以根条粗长、皱纹少、质坚而绵、断面色黄白、粉性足、气微、味微甜、有豆腥味者为佳。黄芪生用，重在益气、固表止汗，蜜炙后可增强补中益气的作用，药用为多，入膳则生黄芪、蜜黄芪均可选用。

蜜黄芪

生黄芪

常用搭配

黄芪多与人参、党参、白术、大枣、山药、茯苓、当归等补益类药材合用，以增强其健脾、补气、养血的作用。

用法用量

可煎汁、熬汤、煮粥或入丸、散。煎服用量在10～50克。

人群宜忌

适宜人群	不宜人群
✓ 脾气虚弱、倦怠乏力、食少便溏者，脾虚中气下陷所致久泻脱肛及胃下垂、肾下垂、子宫脱垂等内脏下垂者 ✓ 脾气虚、水湿不运所致浮肿尿少者 ✓ 脾肺气虚所致自汗、气短、神疲者 ✓ 气血虚弱、贫血等血虚证、失血证者	✗ 阳盛阴虚、内有积滞、表实证者不宜

黄芪粥

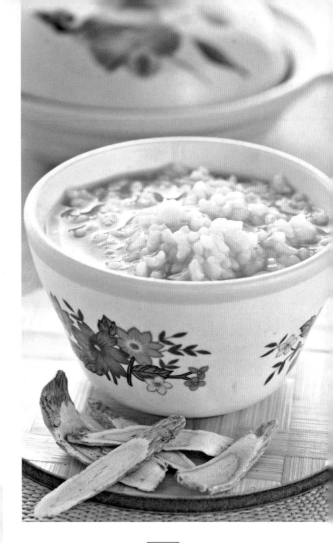

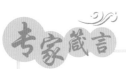

专家箴言

此方出自《食医心鉴》，有补益元气、健脾益肾的功效，常食对五脏俱虚的老年人尤宜。

宜忌

✓ 适合气虚体倦、食欲不振、腹痛腹泻、体虚自汗、消渴、肾炎水肿者，老年人更宜。

✓ 四季皆可食用。

✗ 有实证及阴虚阳盛者不宜服用。

材料

黄芪30克，粳米100克。

做法

1 将黄芪水煮煎汤，去渣取汁备用；粳米淘洗干净。

2 粳米放入锅中，倒入药汁，加适量水，用大火烧沸后，改小火煮至米烂粥成。

用法

每日早、晚温热食用。

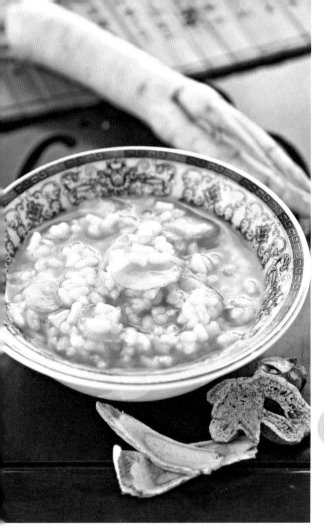

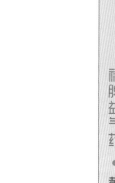

主食

参芪白术粥

补脾益气药 · 黄芪

39

专家箴言

此粥可大补元气，疗虚损，健脾胃，特别适合老年脾胃虚弱、气衰血虚者长期服用。

材料

黄芪30克，白术15克，人参片5克，粳米100克，白糖适量。

做法

1 将黄芪、白术水煎取汁。

2 粳米淘洗干净，倒入锅中，加适量水煮沸，撇去浮沫，放入人参片，倒入煎汁，小火煮至粥成，调入白糖食用即可。

用法

每日早、晚空腹温热食用。

宜忌

✓ 适合脾胃气虚所致的体虚乏力、食欲减少、腹胀腹泻、气虚浮肿、体虚自汗、心悸气短、精力不足者，老年体弱、久病羸瘦、内脏下垂者尤宜。

✓ 四季皆宜食用。

✗ 凡有实热及感冒者不宜食用。

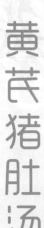

黄芪猪肚汤

专家箴言

此汤有补气健脾、升阳的功效，对于脾胃阳气下陷所致的体质虚弱、气短乏力、身体各脏器下垂均有一定的食疗效果。

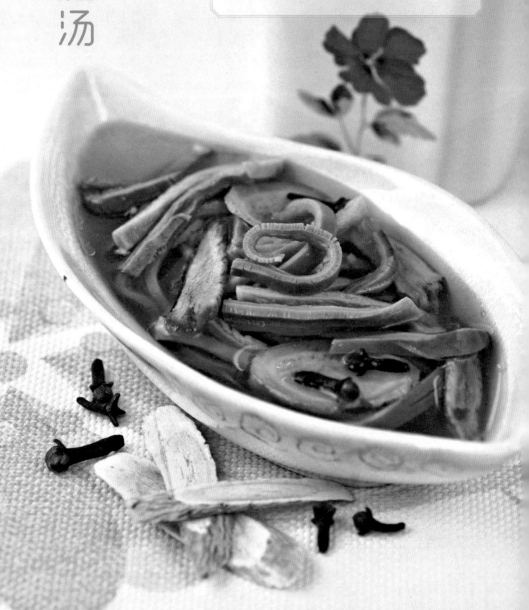

材料

猪肚200克，黄芪20克，生姜2片，石菖蒲10克，丁香5克。

石菖蒲：可化湿开胃，开窍豁痰，醒神益智。 丁香

调料

料酒、盐、胡椒粉各适量。

用法

随餐食用。

宜忌

✓ 适合食少腹胀、便溏久泻、气短乏力、消瘦体弱、言语低怯、面白自汗、嗳气、轻微呕吐、胃痛者。

✓ 胃下垂、脱肛、子宫脱垂等老年脏器下垂者。

✓ 四季皆可，寒冷季节更宜。

✗ 阳盛阴虚、内有积滞、表实证者不宜多食。

做法

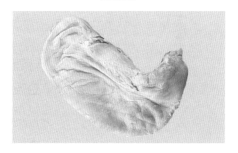

1 将猪肚刮净包油，用醋和面粉反复揉搓5分钟，冲洗干净。

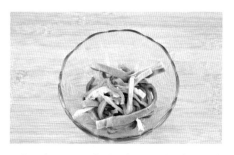

2 将猪肚用清水煮10分钟后洗净，切成条。

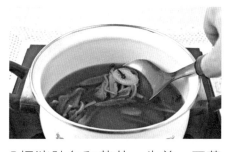

3 把猪肚条和黄芪、生姜、石菖蒲、丁香一起放入锅中，加适量水，小火煮1小时，放入调料调味即可。

汤羹

黄芪蒸鸡

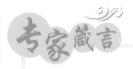

专家箴言

此汤有益气升阳、补虚养血的功效，适合脾胃虚弱者及有脾虚气陷症状的老年人。

宜忌

✓ 适合脾虚气陷所致的食少、乏力、气虚自汗、血虚眩晕者。

✓ 适合中气下陷所致久泻、脱肛、子宫下垂者。

✓ 适合精力不足、劳累体倦、体虚瘦弱者。

✓ 秋、冬季食用尤佳。

✗ 阳盛阴虚、内有积滞、实热者均不宜多吃。

材料

嫩母鸡200克，黄芪30克，大枣20克。

调料

料酒15毫升，葱段、姜片各10克，胡椒粉、盐各适量，清汤500毫升。

做法

将嫩母鸡洗净，切块，焯水，放入蒸碗，黄芪、大枣、葱段、姜片也码入蒸碗，放入料酒、清汤和盐，上蒸锅，蒸1.5~2小时。取出后，撒胡椒粉调味即可。

用法

随餐食用，每食适量，每周1次。

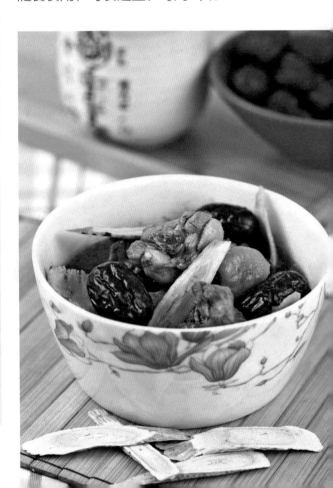

黄芪鲫鱼汤

材料

鲫鱼250克，黄芪15克，生姜3片。

调料

料酒、盐各适量。

做法

1 将黄芪水煎2次，去渣，合成一碗汁备用。
2 将鲫鱼去鳞及内脏，洗净，放入锅中，倒入药汁，加适量水、料酒、生姜、盐，煮至鱼熟汤浓即成。

用法

随餐食用，每食适量，每周1次。

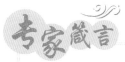

专家箴言

鲫鱼有补虚和中、温胃进食、益气强身的功效，搭配黄芪，可益脾健胃、补气升阳，适合脾胃气虚及中气下陷者补益。

宜忌

✓ 适合脾胃虚弱、气虚下陷所致虚劳羸弱、饮食减少、气短乏力、慢性久泻、肾虚水肿、脱肛、胃下垂、子宫脱垂者。

✓ 鲫鱼以春、秋两季肉质最佳，补益效果也更好。

✗ 阴虚阳亢、内有积滞者及感冒发烧时不宜多吃。

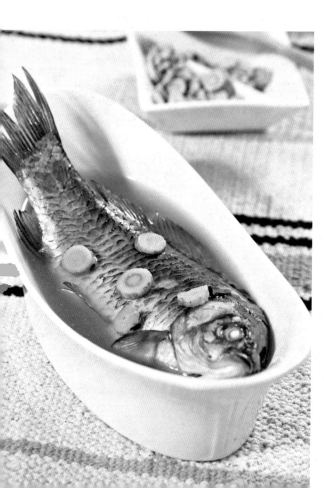

补脾益气药

白术

别名 於术、冬术、浙术、山蓟、山精。

性味 味甘、苦，性温。

归经 归脾、胃经。

专家箴言

白术为"补气健脾第一要药"，擅长健脾、燥湿，既可补气以促进脾运，又能燥湿利尿，祛除体内湿邪。常用于脾虚有湿、中阳不振、痰饮内停、脾虚水肿、脾虚湿浊带下等症。此外，白术也可用于气虚自汗、脾虚胎动不安等。

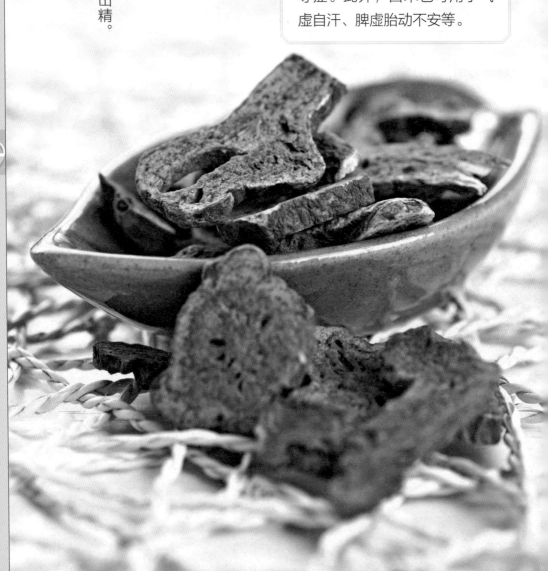

古籍说法

《本草通玄》："补脾胃之药，更无出其右者。土旺则能健运，故不能食者，食停滞者，有痞积者，皆用之也。土旺则能胜湿，故患痰饮者，肿满者，湿痹者，皆赖之也。土旺则清气善升，而精微上奉，浊气善降，而糟粕下输，故吐泻者，不可阙也。"

药材选料

白术为菊科植物白术的根茎。晒干的白术为"生晒术"或"冬术"，以个大、表面灰黄色、断面黄白色、有云头、质坚实、无空心者为佳。生白术止汗、燥湿、通便的作用更强，而炒制过的白术可增强补气健脾、止泻的作用。用于药膳时，二者均可选用，以炒白术为首选。

炒白术

生白术

常用搭配

可单用，也常与人参、茯苓、山药、陈皮等药材搭配食用，以增强补气、除湿的作用。

用法用量

可浸酒，或煎汁后入粥、汤等食用。煎服用量在6~12克。

人群宜忌

适宜人群	不宜人群
✓ 适合脾气不足、运化不健、水湿内生所致食少、便溏、泄泻、痰饮、腹胀水肿、带下、四肢无力者 ✓ 适合脾气虚弱、卫气不固、表虚自汗者 ✓ 适合脾虚所致胎动不安、妊娠呕吐食少者	✗ 白术性偏温燥，热病伤津、阴虚燥渴、气滞胀闷者不宜

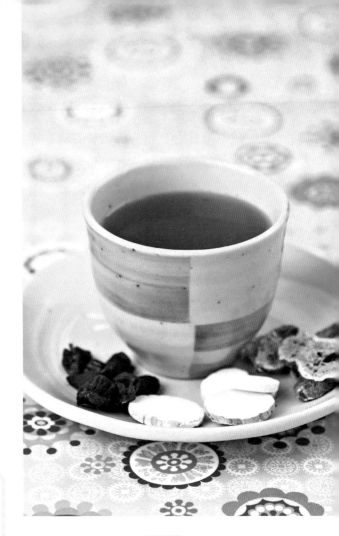

茶饮

扶中茶

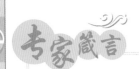

专家箴言

此方出自《医学衷中参西录》，有补益心脾、益气止泻的功效，对气血俱虚及久泻者尤为见效。

宜忌

✓ 适合脾虚气弱、气血俱虚、久泻久利、身体羸瘦、不思饮食、少气无力、心悸者。

✓ 秋、冬季饮用尤佳。

✗ 邪实气滞、脘腹胀满、大便燥结者不宜饮用。

材料

炒白术、生山药、龙眼肉各30克。

做法

将所有材料放入砂锅，加适量水，同煮成汤，去渣取汁即可。

用法

每日1剂，代茶不拘时温饮。

泡酒
白术酒

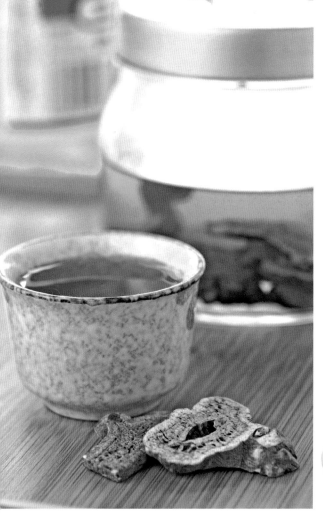

专家箴言

此酒有益气、健脾、和胃的功效，适用于脾胃气虚引起的食少便溏、腹胀水肿等。

【材料】

白术200克，白酒700毫升。

【做法】

1 将白术捣碎，置于砂锅中，加600毫升水，煮至剩300毫升。
2 将煮取的药与汁置于干净容器中，倒入白酒，搅匀，加盖密封，置于阴凉处。
3 7天后开封，过滤一遍，储存于干净瓶中。

【宜忌】

✓ 适合脾胃气虚所致的食欲不佳、倦怠乏力、胸腹胀满、便溏泄泻、小便不利、腹胀水肿者饮用。
✓ 秋、冬季食用尤佳。

✗ 阴虚内热、气滞胀闷、津虚血燥者不宜服用。

【用法】

每日少量饮服，勿醉为宜。

益脾饼

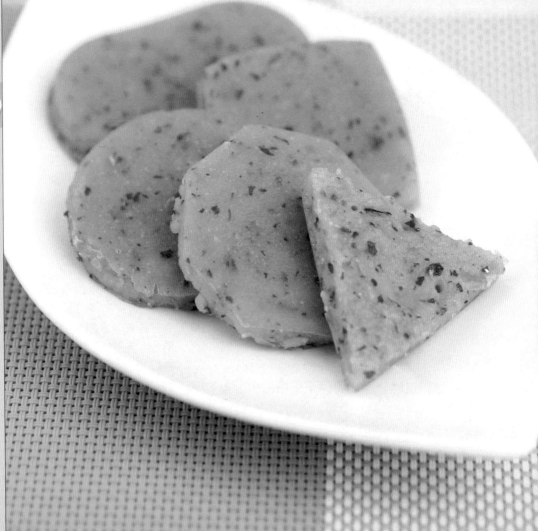

专家箴言

此方出自《医学衷中参西录》，是健脾止泻、温中健胃的食疗佳品，常用于脾胃虚寒所致的食少、腹泻、食滞不化等症。

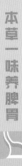

材料

白术20克，干姜6克，鸡内金10克，大枣50克，面粉150克。

用法

作早餐食用，或作两餐间的点心食用均可，注意要细嚼慢咽。

宜忌

✅ 适合脾胃虚寒、中阳不振所致的食欲不振、食少泄泻、食积内停、完谷不化者。

✅ 四季皆可食用，秋、冬季食用尤佳。

❌ 阴虚阳亢、内热烦渴者不宜多吃。

做法

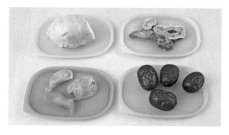

1 将大枣蒸熟后捣烂成泥；白术、鸡内金、干姜共研成粉。

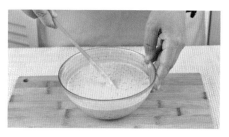

2 将所有材料放入大碗中，加水搅拌成面糊。

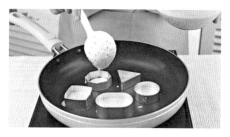

3 平锅上火烧热，放上模具，浇入面糊。

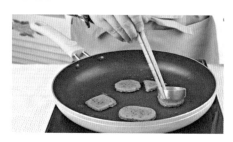

4 待面糊定形后去掉模具，面饼两面烙熟即可。

白术猪肚粥

材料

猪肚、粳米各 100 克，炒白术 30 克，生姜 20 克。

调料

盐、胡椒粉、香油各适量，香葱末少许。

做法

1 将猪肚洗净，切成丝；白术、生姜煎煮，去渣取汁。

2 用此汁加水煮粳米成粥，放入猪肚丝滑散，加入盐、胡椒粉搅匀，再煮沸淋香油，撒上香葱末即可。

用法

每日早、晚温热食用。

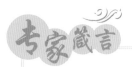

专家箴言

此方源自《圣济总录》，稍有改良，有补虚损、健脾胃、消积滞的功效。

宜忌

✓ 适合脾胃虚弱、食欲不振、脘腹虚胀、消化不良、呕吐酸水、便溏泄泻、肢软无力、倦怠少气、胃溃疡、萎缩性胃炎者食用。

✓ 四季皆可，秋、冬季食用效果尤佳。

✗ 阴虚阳盛、内热燥渴者不宜多食。

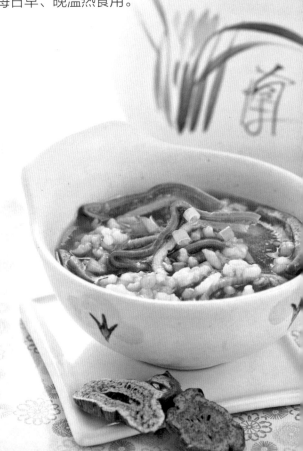

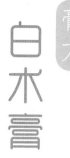

膏方
白术膏

材料

白术1000克，蜂蜜适量。

做法

1 将白术加水，煎取药液3次，去渣后，合并药液，用小火收浓至稠膏状。
2 每100克清膏加蜂蜜200克，收膏即成，盛入可密封的干净容器内保存。

用法

每日早、晚各含服1勺。

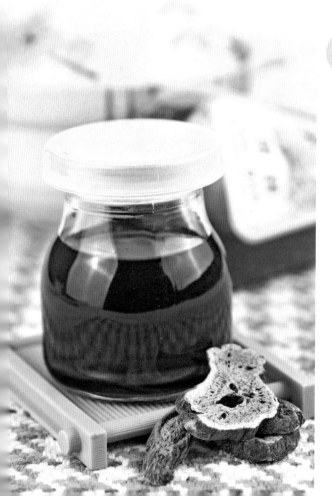

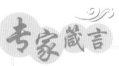

专家箴言

此膏可补脾益胃，常服能增进食欲、消除疲劳、促进代谢、强壮体质。

宜忌

☑ 适合脾胃虚弱所致的便秘、饮食无味、食欲不振、神疲乏力、身体消瘦、脾虚水肿者，老年体虚者最宜。

☑ 四季皆宜服用。

✖ 有热病及气滞胀闷者不宜多服。

补脾益气药

党参

别名 上党参、黄参、狮头参、台党参、潞党参。

性味 味甘，性平。

归经 归脾、肺经。

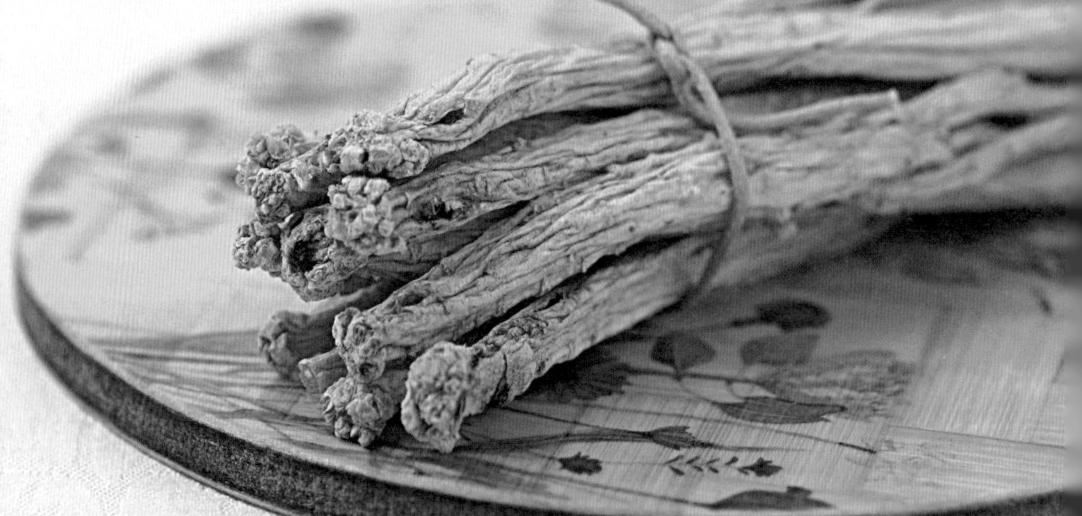

专家箴言

党参是常用的补气药，有补中益气、补血生津的功效，补气之力较为平和，专补脾肺之气，兼能补血。因其药力和缓，常代替人参而用于脾肺气虚的轻证及慢性疾病的调养，对气血两虚证、气津两伤证也很有效。

古籍说法

《本草从新》："补中益气，和脾胃，除烦渴，中气微虚，用以调补，甚为平妥。"

《本草正义》："力能补脾养胃，润肺生津，健运中气，本与人参不甚相远。其尤可贵者，则健脾运而不燥，滋胃阴而不湿，润肺而不犯寒凉，养血而不偏滋腻，鼓舞清阳，振动中气，而无刚燥之弊。"

药材选料

本品为桔梗科植物党参或川党参的根。

以条大、粗壮、皮松肉厚、有狮子盘头芦及横纹、质油润、味香甜、嚼之无渣者为佳。

炒党参

党参可生用。炒党参（麸炒）健脾和胃的功效可增强，而蜜炙党参（蜂蜜炮制）润肺益阴、补中益气的功效可增强，宜根据个人情况选择。

蜜炙党参

常用搭配

党参常与黄芪、白术、山药、茯苓等药材合用，以增强健脾补气的作用，气血两亏者可搭配熟地、当归等补血药同用。

用法用量

党参可煎汁后煮粥、炖汤，或入丸、散。煎服用量在9～30克。

人群宜忌

适宜人群	不宜人群
✓ 适合脾虚食少、便溏、面目浮肿、久泻脱肛者	✗ 气滞、火盛者慎用
✓ 适合气虚不足、倦怠乏力、气急喘促、津伤口渴者	
✓ 适合气血两虚所致面色苍白或萎黄、头晕心悸者	

健脾益胃茶

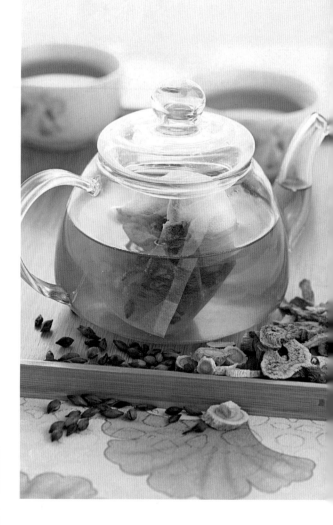

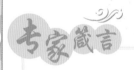

专家箴言

此茶可益脾健胃、促进消化，脾虚运化不良、常感胃部胀闷不适的人可经常饮用。

宜忌

✓ 适合脾胃虚弱所致脾胃运行不健、食欲不佳、胃脘部常感胀闷不适者，慢性浅表性胃炎患者尤宜。

✓ 四季皆宜饮用。

✗ 因伤食而中焦积滞者不宜服用。

材料

炒党参15克，炒白术12克，炒麦芽20克，炒陈皮9克。

做法

将所有材料放入茶袋，置于茶壶中，用沸水冲泡，闷20~30分钟后可倒出饮用。

用法

代茶频饮，一日内饮完，每日1剂。

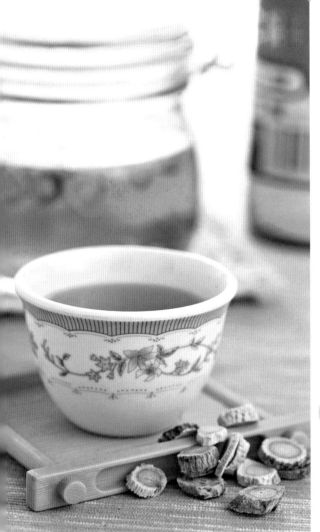

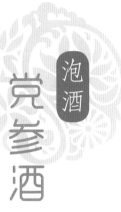

泡酒

党参酒

专家箴言

此酒是调补脾胃、益气的佳品，适合脾气及肺气亏虚者，老年体虚者饮用可健脾胃、抗衰老。

材料

党参40克，白酒500毫升。

做法

1 将党参洗净，切成小段，置于干净瓶中，注入白酒浸泡，加盖密封。
2 每日经常晃动酒瓶，7天后即可开取饮服。

用法

每日早、晚空腹少量饮用。老年体虚者可不拘时饮用，佐餐饮用更佳。

宜忌

✓ 适合脾气亏虚所致的便溏泄泻、食欲减少、四肢无力者。
✓ 适合肺气虚所致气短喘息、少气懒言、血虚面色萎黄、心慌头晕、津伤口渴者。
✓ 秋、冬季饮用尤佳。

✖ 感冒期间、有邪实、气滞火盛、不宜饮酒者慎饮。

参芪大枣粥

材料

党参、黄芪各30克，大枣10个，粳米100克。

做法

1 将党参、黄芪、大枣放入砂锅内，加水煎煮20分钟，去掉党参、黄芪。
2 此汁中加入粳米，煮成粥即可。

用法

每日早、晚温热食用。

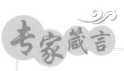

专家箴言

此粥可健脾补气，养血调经，是羸瘦虚弱、气血偏虚、女性月经不调者的保健食疗品。

宜忌

☑ 适合身体羸瘦、气短乏力、腹胀、贫血者。
☑ 女性气虚血亏、月经不调所致月经先期、量多色淡清稀者宜常食。
☑ 四季皆宜食用。

✖ 气滞、火盛、湿盛中满者不宜多吃。

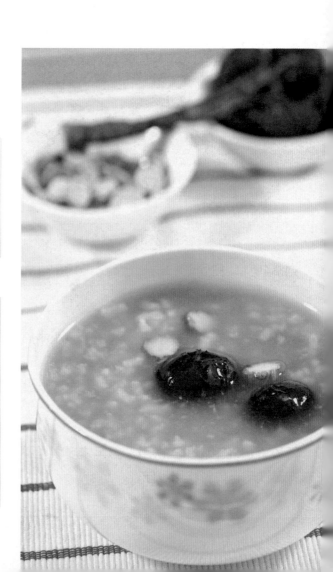

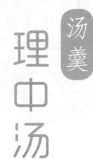

汤羹

理中汤

材料

党参、炒白术各10克，干姜、炙甘草各6克，大枣2个。

做法

将所有材料放入砂锅内，加适量水煎汁后去渣待用。

用法

每日煎取1剂，分成两份，早晚各服一份。

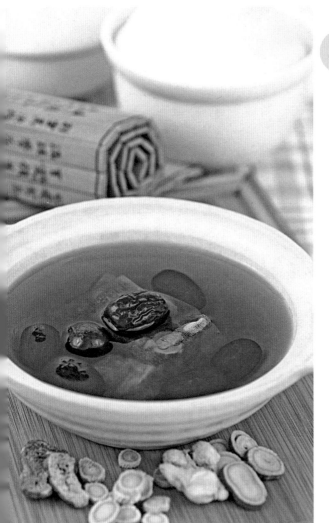

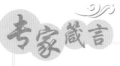

专家箴言

此方出自《伤寒论》，有温中祛寒、补气健脾的功效，是健运脾胃、缓解虚寒吐泻、腹痛的常用食疗方。

57

宜忌

✓ 适合脾阳亏虚、脾胃虚寒所致的脘腹冷痛、呕吐、腹满不食、大便溏稀、口淡无味、倦怠少气、四肢不温者饮用。

✓ 四季皆可，秋、冬寒冷季节饮用更佳。

✗ 火盛内热、阳盛者不宜。

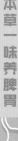

汤羹

参芪鹌鹑汤

鹌鹑肉药用价值很高，被视为"动物人参"，有消肿利水、补中益气的功效，搭配补气的党参、黄芪，可健脾益气、补虚养血，是脾虚体弱者的补益佳品。

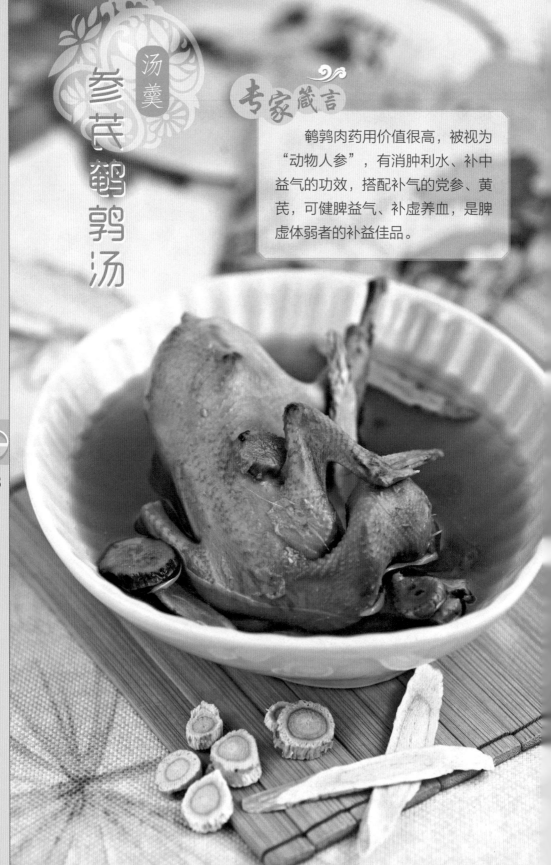

材料

党参、黄芪各15克，鹌鹑1只。

调料

高汤、盐、胡椒粉各适量。

用法

随餐食用，吃肉喝汤。

宜忌

✓ 适合脾虚气弱所致的食少、神疲乏力、形体瘦弱、面白少血、营养不良、贫血头晕、脾虚水肿、泄痢者。

✓ 年老体弱、小儿疳积者均宜食用。

✓ 最适合秋、冬季食用。

✗ 气滞、火盛、中满、无虚者不宜多吃。

做法

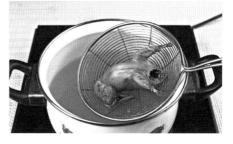

1 将鹌鹑宰杀后，去毛，去内脏，焯烫去除血污，洗净。

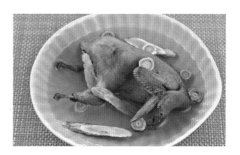

2 鹌鹑和党参、黄芪一起放入蒸碗，倒入高汤，加入适量盐和胡椒粉。

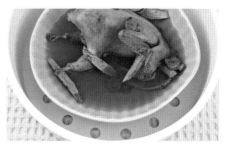

3 蒸锅上火烧上汽，放入蒸碗，蒸2小时即可。

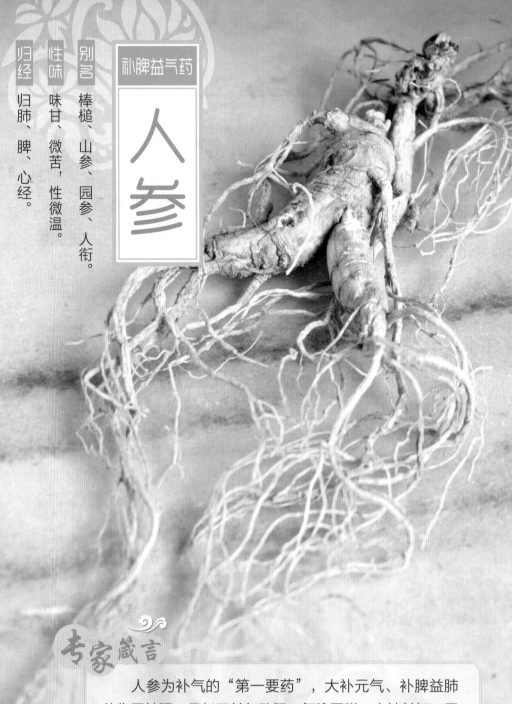

人参

别名 棒槌、山参、园参、人衔。

性味 味甘、微苦，性微温。

归经 归肺、脾、心经。

专家藏言

人参为补气的"第一要药"，大补元气、补脾益肺的作用较强，且长于益气助阳、复脉固脱、安神益智。用于补脾时，可改善倦怠乏力、食少便溏等脾气虚弱的状况，也常用于调养气血两虚证。此外，对脾虚、气阴两伤引起的津干口渴、消渴（糖尿病）也有很好的疗效。

古籍说法

《本草崇原》："主补五脏，安精神，定魂魄，止惊悸，除邪气，明目，开心，益智，久服轻身延年。"

《主治秘要》："补元气，止渴，生津液也。"

《药性论》："主五脏气不足，五劳七伤，虚损瘦弱，吐逆不下食，止霍乱烦闷，呕哕。"

《日华子本草》："调中治气，消食开胃。"

药材选料

本品为五加科植物人参的干燥根。主产于我国吉林、辽宁以及朝鲜等地。人参品种很多，如园参、野山参、生晒参、白糖参、红参、高丽参等，均可选用。

红参

常用搭配

人参单用药效就很强，用于补脾虚时，也常与白术、茯苓、黄芪、当归、熟地黄、大枣等补益气血的药材合用。

用法用量

可煎汤、泡茶、浸酒、煮粥或入丸、散。煎服用量在3～9克。野山参若研粉吞服，一次2克，一日2次。

61

人群宜忌

适宜人群	不宜人群
✓ 脾胃虚寒、倦怠乏力、心腹胀满、不思饮食、便溏泄泻、呕哕吐逆者	✗ 实证、热证者忌服，如有脾胃实热、肺热痰咳、出血、疼痛、感冒、便秘等症者
✓ 脾肺虚弱所致气短喘促、懒言声微、肺虚咳喘痰多者，心肾虚弱所致阳痿、心悸、失眠、健忘者	
✓ 大病、久病、元气虚脱所致多汗、神疲乏力、失血者，一切急慢性疾病及失血后引起的休克、虚脱者	✗ 无虚者不宜长期服用
✓ 热病气津两伤所致津干口渴、消渴者	✗ 儿童不宜

人参粥

主食

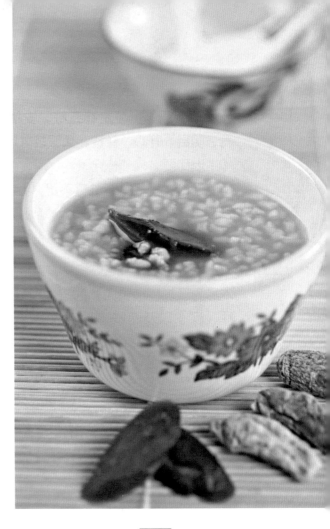

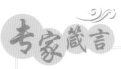
专家箴言

此粥出自《食医心鉴》，可益元气、健脾胃、止泄泻，最适合年老体衰、脾胃虚弱者食用。

宜忌

✓ 适合脾胃虚弱所致的慢性结肠炎、便溏腹泻、食欲不振、倦怠乏力者。

✓ 适合年老体弱、五脏虚衰、久病羸瘦、心慌气短、失眠健忘、性功能衰退者。

✓ 秋、冬季食用尤佳。

✗ 身体壮实、阴虚火旺、内热、阳亢者均不宜。

✗ 食此粥期间不宜吃萝卜、饮茶。

材料

人参（蜜炙高丽参亦可）5克，粳米100克。

做法

1 人参切小块，放入砂锅中，加适量水，用微火熬煮约1小时。（蜜炙高丽参可省去此步骤）

2 将淘洗好的粳米放入人参汤中，一起熬煮成粥即可。

用法

每日早、晚温热食用。

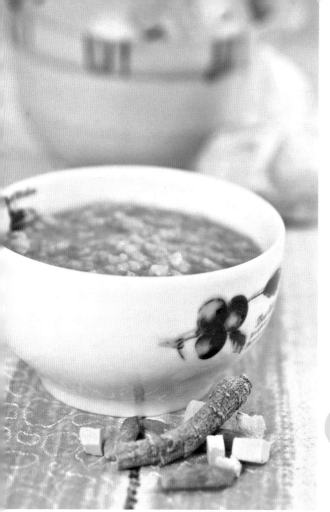

专家箴言

此方出自《圣济总录》，是益气补虚、健脾益胃、治疗慢性胃炎的有效食疗方。

材料

人参、白茯苓、生姜各5克，粳米100克。

调料

盐少许。

做法

1 将人参、茯苓、生姜水煎，去渣取汁。
2 将粳米下入药汁内煮成粥，待粥将熟时，加入少许盐搅匀即可。

用法

每日早、晚温热食用。

宜忌

✓ 适合气虚体虚、脾胃不足、倦怠乏力、食欲不振、饮食减少、反胃呕吐、大便溏稀、日渐消瘦者食用。

✓ 秋、冬季食用尤佳。

✗ 有实热者不宜。

✗ 食用期间，不宜吃萝卜、饮茶。

人参山药糕

专家箴言

此糕又称为"参苓造化糕"，有补脾胃、益元气、强肾固精、利水渗湿的功效，最适合脾肾虚弱的中老年人食用。

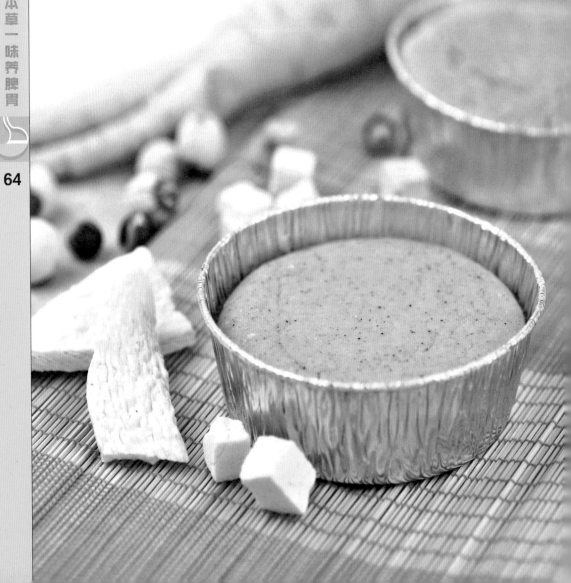

材料

人参10克，山药、茯苓、芡实、去心莲子各15克，糯米粉、大米粉各250克。

调料

白糖50克，泡打粉适量。

用法

随餐食用，每食适量。

宜忌

✓ 适合脾胃虚弱所致的身体羸瘦、神疲乏力、病后体虚、食欲不振、大便溏稀、浮肿、遗精、心悸气短者。

✓ 老年脾肾俱虚者最为适宜，小儿不思饮食者也可食用。

✓ 最适合秋、冬季食用。

✗ 阴虚火旺、内有蕴热者不宜多食。

做法

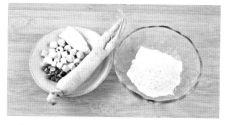

1 将人参、山药、茯苓、芡实、去心莲子共研成粉。

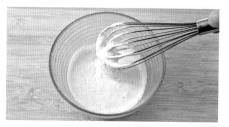

2 各种粉放入盆内，加入白糖和泡打粉，倒入适量水，搅打成稠糊状，静置30分钟。

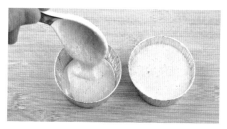

3 将粉糊倒入烤杯中，不要倒满，有2/3杯即可。

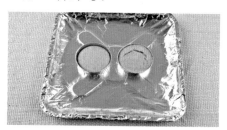

4 把烤杯码在烤盘上，放入预热的烤箱，设置烤箱温度150℃，上下火，烤制20分钟即可出炉。

汤羹

人参炖鸡

【材料】

老母鸡250克，人参10克，枸杞子少许。

【调料】

姜片、葱段、料酒、盐各适量。

【做法】

1 将鸡收拾干净，切成大块。

2 砂锅内倒入多量水，放入鸡块，大火烧开，撇去浮沫，放入人参、葱段、姜片、料酒，再改小火慢炖约2小时，放入枸杞子和盐后再炖10分钟，即可起锅。

【用法】

随餐食用，吃鸡肉、人参，喝汤。

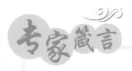

专家箴言

此汤为传统补益汤，有大补元气、健脾养胃、生津利肺的功效。

宜忌

✓ 适合脾胃虚弱、饮食减少、倦怠乏力、气虚气短、气血不足者食用。

✓ 老年体弱、虚羸咳喘、肝肾亏虚、尿频、性功能下降者宜食用。

✓ 秋、冬季食用尤佳。

✗ 有阳亢、实热者不宜多吃。

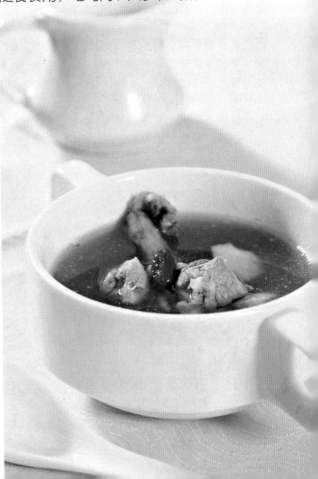

人参莲子汤

材料

人参10克，去心莲子30克，冰糖适量。

做法

1 提前将去心莲子加适量水泡发。
2 将各材料一起放入蒸碗，加适量水，置于蒸锅内，隔水蒸1小时即成。

用法

每日1剂。食用时，吃莲子肉，喝汤。人参可连续食用3次，次日再加莲子、冰糖蒸制。第3次食用时，可连人参一并食用。

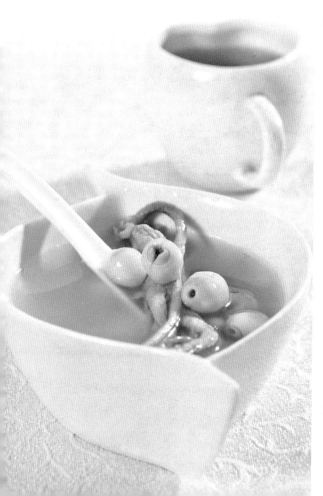

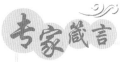

专家箴言

此汤是补益名方，有补脾益气、健脾止泻、宁心安神的功效，尤其对脾虚久泻有很好的食疗效果。

67

宜忌

✓ 适合脾虚久泻、食欲减退、神疲乏力、气虚气脱者食用。
✓ 老年体衰者以及肾虚腰痛、遗精、带下者宜食。
✓ 秋、冬季尤宜。

✗ 有实热、出血、便秘者忌食。

补脾益气药

白扁豆

别名 峨眉豆、扁豆子、茶豆、眉豆。

性味 味甘，性微温。

归经 归脾、胃经。

专家箴言

白扁豆能补气健脾，兼能化湿，且药性温和，补而不滞，适用于脾胃虚弱、脾虚湿滞、食欲不振、大便溏泻等。此外，白扁豆的化湿功效也常用于暑湿所致的脾胃不和、吐泻、胸闷腹胀等。

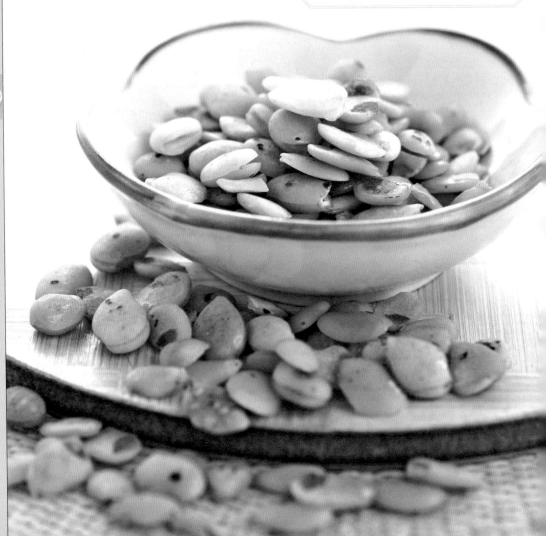

古籍说法

《本草纲目》："止泄痢，消暑，暖脾胃。"

《本草备要》："甘温腥香。色白微黄，脾之谷也。调脾暖胃，通利三焦，降浊升清，消暑除湿，止渴止泻，专治中宫之病。"

药材选料

本品为豆科扁豆属植物扁豆的干燥成熟种子。以粒大、饱满、色白者为佳。

炒后的白扁豆（炒白扁豆）可使健脾止泻的作用增强，故如用于脾虚泄泻及作散剂服用时，最好选择炒白扁豆。生白扁豆则化湿功能较好，用于祛除暑湿效果亦佳。可根据需要选择。

炒白扁豆

生白扁豆

常用搭配

白扁豆单用药力较弱，最好与人参、白术、山药等其他补气药合用，才能达到最佳补气健脾的效果。

用法用量

白扁豆用时需捣碎，可煎汤、煮粥或入丸、散。煎服用量在10～15克。

人群宜忌

适宜人群	不宜人群
✓ 脾虚湿滞、食少、便溏或泄泻者	✗ 气虚生寒、外感寒邪者不宜
✓ 暑湿伤中所致脾胃不和、暑湿吐泻、胸闷腹胀者	✗ 用量过大易使气壅滞，导致脘腹胀满
✓ 脾虚湿浊下注所致白带过多者	

补脾益气药 • 白扁豆

69

主食

白扁豆粥

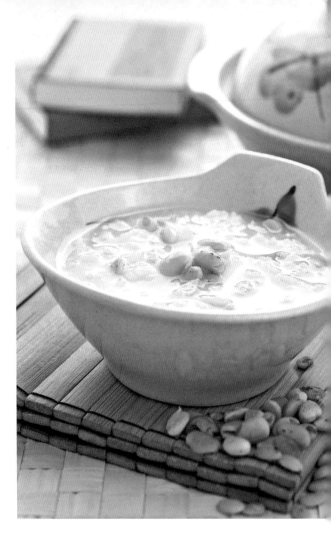

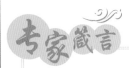

专家箴言

此粥有健脾养胃、清暑止泻的功效，常用于脾胃虚弱、食少久泻、夏季暑湿烦闷等。

宜忌

✔ 适合脾胃虚弱所致的食少呕逆、慢性久泻者。

✔ 适合夏季暑湿所致的泄痢、烦渴者。

✔ 夏季食用最佳。

✘ 气虚生寒、腹胀、腹痛者不宜。

✘ 白扁豆须彻底煮烂后服用。

材料

炒白扁豆30克（或鲜白扁豆60克），粳米100克。

做法

先将炒白扁豆放入锅中，加适量水，煮30分钟，再倒入淘洗干净的粳米，煮至粥成即可。

用法

每日早、晚温热食用。

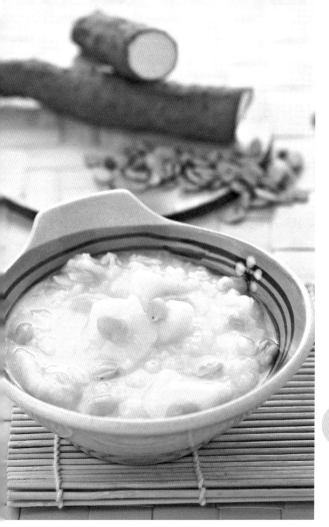

白扁豆山药粥

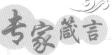

专家箴言

此粥有健脾益胃、清暑止泻的功效，对食少吐泻、小儿疳积均有一定的食疗效果。

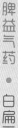

【材料】

白扁豆30克，粳米、鲜山药各100克。

【做法】

1 山药洗净，去皮，切块；粳米淘洗干净。

2 先将白扁豆放入锅中，加适量水，煮30分钟，再放入粳米和山药，煮至粥成即可。

【用法】

每日早、晚温热食用。

【宜忌】

✓ 适合脾胃虚弱所致呕逆、泄泻、食欲缺乏、赤白带下者。

✓ 肾虚消渴、遗精、尿频者也宜食用。

✓ 小儿疳积者宜食用。

✓ 四季皆可，夏季最佳。

✗ 外感热盛者不宜。

✗ 豆类多食均易腹胀。

人参白扁豆粥

材料

白扁豆30克，人参片5克，粳米100克。

做法

1 将粳米淘洗干净。

2 先将白扁豆放入锅中，加适量水，煮30分钟，再放入粳米和人参片，煮至粥成即可。

用法

每日早、晚温热食用。人参可反复用3次。

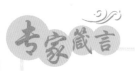

专家箴言

此粥有健脾止泻、和胃、益气生津的功效，适于脾胃虚弱、久泻、腹痛等证。

宜忌

✓ 适合脾胃虚弱所致久泻不止、腹痛、津干口渴者。

✓ 老年脾虚兼肾虚、肺虚者均宜食用。

✓ 四季皆宜食用。

✗ 外感、实热、腹胀气滞者不宜。

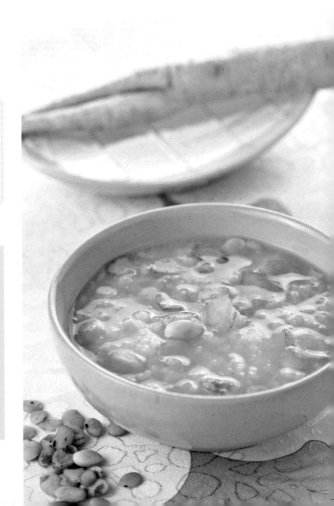

菇豆冬瓜汤

【材料】

白扁豆30克，水发香菇50克，冬瓜500克。

【调料】

盐、香油各适量。

【做法】

1 将水发香菇切块；冬瓜去皮，切片。

2 先将白扁豆放入锅中，加适量水，煮40分钟，再放入香菇和冬瓜，煮5分钟，放盐和香油调味即可。

【用法】

随餐食用，每日分2次吃完，连吃数日见效。

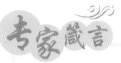

专家箴言

白扁豆可健脾化湿，冬瓜可利水消肿，香菇可健脾开胃。此汤能起到补脾虚、化脾湿、健脾运的作用，对脾虚湿盛水肿、食少腹泻均有食疗效果。

【宜忌】

✓ 适合脾虚所致水肿、泄泻、食欲不振者。

✓ 因脾虚、运化代谢不良引起的糖尿病、高脂血症者宜食用。

✓ 夏季湿热时食用最佳。

✗ 气滞腹胀者不宜多吃。

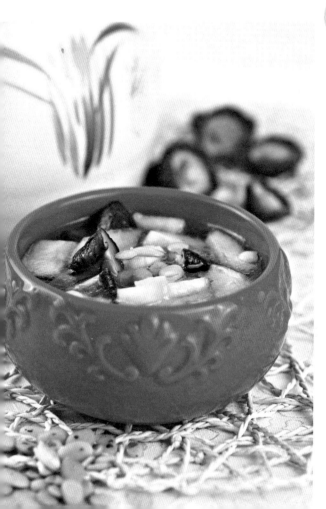

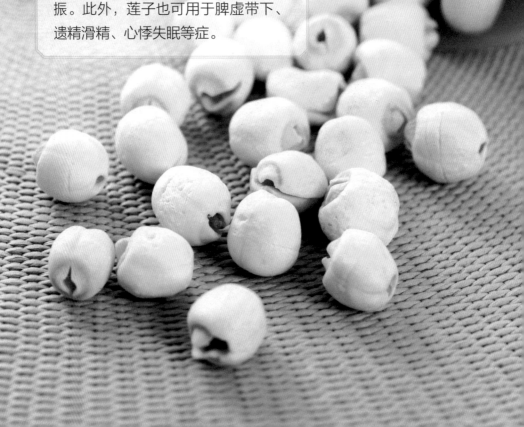

补脾益气药

莲子

别名 莲肉、莲米、莲实、藕实。

性味 味甘、涩，性平。

归经 归脾、肾、心经。

专家箴言

莲子有补脾止泻、益肾固精、止带、养心安神的功效。其味甘可补脾，涩可止泻，既能补益脾气，又能涩肠止泻，常用于脾虚久泻、食欲不振。此外，莲子也可用于脾虚带下、遗精滑精、心悸失眠等症。

古籍说法

《神农本草经》："主补中养神，益气力，除百疾。"
《本草纲目》："交心肾，厚肠胃，固精气，强筋骨，补虚损……止脾泄久痢，赤白浊，女人带下崩中诸血病。"

药材选料

莲子为睡莲科植物莲的干燥成熟种子。秋季成熟时采收，去皮、干燥而成，以个大、饱满、质润、整齐、去莲心者为佳。

莲子心味苦性寒，可清心安神，去心火。而脾胃喜温不喜寒，故脾胃虚寒者，应尽量选择去掉莲子心的莲肉。

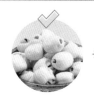

去心莲肉

带心莲子

常用搭配

莲子单用即有补脾气的效果，也常与党参、茯苓、白术、芡实、山药、大枣、白扁豆等健脾益气类药材同用。

用法用量

莲子用法极多，可煮粥、炖汤羹，也可打粉泡饮或入面做主食，或入丸、散。煎服用量在10～15克。

人群宜忌

适宜人群	不宜人群
✓ 脾虚久泻、食欲不振者	✗ 中满腹胀及大便燥结者不宜
✓ 脾虚带下或脾肾两虚、带下清稀兼有腰膝酸软者	
✓ 肾虚精关不固的男子遗精、滑精、遗尿者	
✓ 心肾不交所致虚烦、心悸、失眠者	

莲子猪肚粥

主食

材料

猪肚150克，去心莲子20克，小米150克。

调料

盐适量。

做法

1 将猪肚洗净，切丝；小米淘洗干净。

2 先将去心莲子放入锅中，加适量水，煮40分钟，再倒小米，煮至粥成，放入猪肚丝滑散，加盐调味，再煮沸即成。

用法

随餐食用。

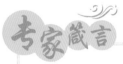

专家箴言

此粥可健脾益胃、补虚益气，常用于脾虚气弱所致的消瘦、食少、泄泻、水肿等症。

宜忌

✓ 适合脾胃气虚所致泄泻、脱肛、饮食量少、体形日渐消瘦、脾虚水肿者。

✓ 秋、冬季尤宜食用。

✗ 中满腹胀及大便燥结者不宜多吃。

✗ 血脂高者不宜多吃猪肚。

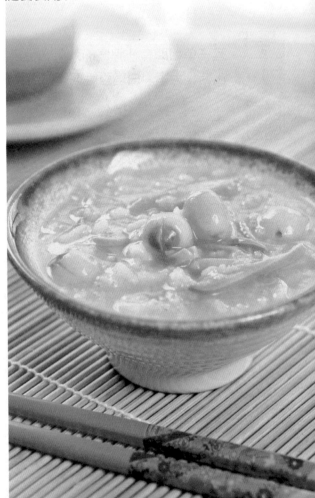

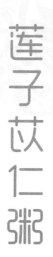

莲子苡仁粥

材料

去心莲子、薏苡仁各30克，粳米100克。

做法

先将去心莲子、薏苡仁放入锅中，加适量水，煮40分钟，再倒入淘洗干净的粳米，煮至粥成。

用法

每日早、晚温热食用。

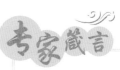

专家箴言

此粥有健脾祛湿、清热消肿的功效，特别适合老年人、病后脾胃不足者久服。

宜忌

✓ 适合脾虚湿盛所致的泄泻、食少便溏、水肿者。

✓ 适合老年人五脏虚弱、病后脾胃不足、心肾不交者。

✓ 夏季食用尤佳。

✗ 气滞腹胀、津液不足者不宜多吃。

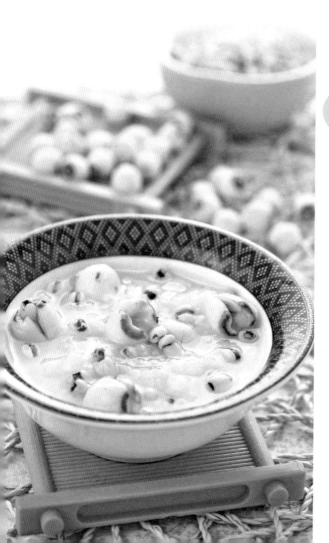

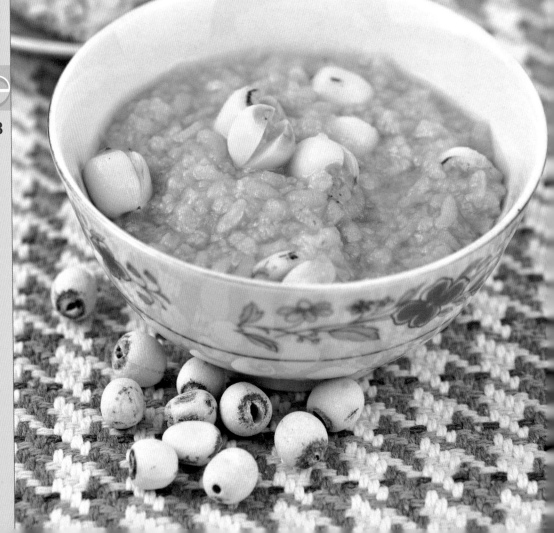

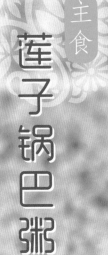

主食

莲子锅巴粥

专家箴言

锅巴又称为"黄金粉""锅焦",是健脾益气的好材料,搭配莲子,可起到健脾益气、消食止泻的作用,常用于老年人和小儿脾虚泄泻、经久不愈、不思饮食等症。

材料

去心莲子30克，锅巴100克。

锅巴

锅巴为烧干饭时锅底附着的焦黄物，味苦甘、性平，入脾、胃经，《本草纲目拾遗》记载，其"补气运脾消食，止泄泻。"

调料

白糖（或盐）适量。

用法

每天分早晚2次食用。也可将莲子、锅巴研为末，调入粥中拌匀食用。

宜忌

✅ 最适合老人、儿童脾虚久泻不愈、不思饮食者，是安全有效的止泻食方。

✅ 各季节均宜食用。

❌ 中满腹胀及大便燥结者不宜多吃。

做法

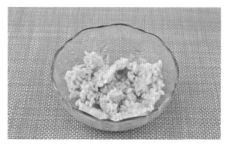
1 将锅巴用温水泡软，捣散。

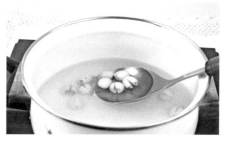
2 先将去心莲子放入锅中，加适量水，煮1小时，至变软、开裂。

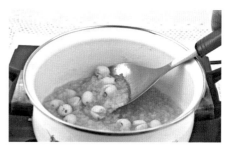
3 再倒入锅巴，煮至粥成时加入白糖（或盐）调味即可。

主食

山药莲肉粥

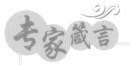

　　此粥可健脾祛湿，和胃止泻，促进消化，对脾虚湿盛引起的胃肠功能紊乱有很好的防治作用。

材料

去心莲子30克，麦芽10克，粳米、鲜山药各100克。

调料

白糖适量。

做法

1 麦芽先煎汁，过滤后取药汁备用；鲜山药洗净，去皮，切块；粳米淘洗干净。

2 先将去心莲子放入锅中，加适量水，煮40分钟，再倒入粳米和山药，煮至粥成，最后兑入麦芽汁，调入白糖，稍煮即可。

用法

每日早、晚温热食用。

宜忌

✓ 适合脾虚湿盛所致腹泻、食少乏力、消化不良、完谷不化者食用。

✓ 因脾肾虚弱所致女子带下、男子遗精、遗尿者宜食用。

✓ 秋、冬季食用尤佳。

✗ 气滞胀满、大便燥结者不宜多吃。

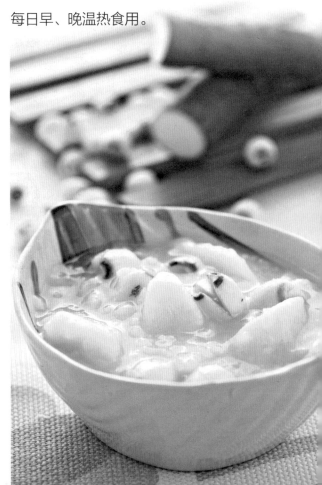

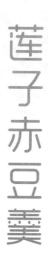

莲子赤豆羹

汤羹

材料

去心莲子、赤小豆各50克。

调料

白糖适量。

做法

1 赤小豆用水浸泡一夜。
2 将莲子、赤小豆一起放入锅中，加适量水熬煮至熟烂，调入白糖即可。

用法

每日分2~3次，当作点心服食。

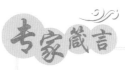

莲子健脾止泻，赤小豆利水消肿，搭配食用可起到健脾益气、消肿止泻的作用。对泄泻、水肿的食疗效果尤佳。

宜忌

✓ 适合脾气虚弱、水湿内蕴所致食少、泄泻、水肿、小便不利者食用。
✓ 是老人、儿童都比较适宜的健脾强身食疗品。
✓ 四季皆宜饮用。

✗ 气滞胀满者不宜多吃。

补脾益气药

芡实

别名　鸡头米、鸡头、鸡头实、刺莲蓬头。

性味　味甘、涩，性平。

归经　归脾、肾经。

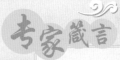

专家箴言

　　芡实有补脾止泻、固肾摄精、祛湿止带的功效。常用于脾虚湿盛、久泻不愈。此外，也可用于带下、遗精滑精等症。芡实与莲子的功效相似，而除湿效果更好一些。

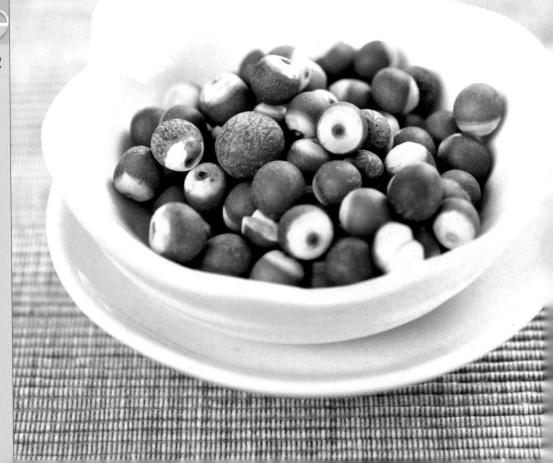

古籍说法

《本草求真》："味甘补脾，故能利湿，而使泄泻腹痛可治。"

《日华子本草》："开胃助气。"

《本草从新》："补脾固肾，助气涩精。"

药材选料

本品为睡莲科植物芡的干燥成熟种仁。

生芡实以均匀饱满、粉性足、无破碎、无杂质者为佳，以下品种均可选择。

白芡实：是剥去外皮的鲜品，新鲜易煮，但不易久存。

红芡实：是未去皮的干燥品种，药用价值更高，耐存放，但不易煮熟。

炒芡实：是经过炒制的药品，与生芡实相比，更长于健脾开胃。

白芡实

红芡实

炒芡实

常用搭配

芡实可单用，用于健脾止泻时，也常与莲子、山药、白术、茯苓、白扁豆等药材同用。

用法用量

芡实最宜打粉入膳，制作粥、面食等主食，也可入丸、散。煎服用量在10~15克。

人群宜忌

适宜人群	不宜人群
✓ 脾虚湿盛、久泻不愈者	✗ 多食不易消化，食滞不化者不宜多吃
✓ 脾肾两虚所致带下清稀或湿热带下黄稠者	
✓ 肾虚精关不固、腰膝酸软、遗精滑精者	

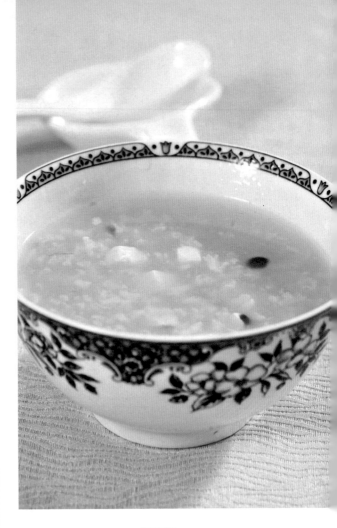

主食

芡实茯苓粥

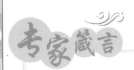
专家箴言

此粥有健脾祛湿、利水涩肠的功效，主治脾虚久泻或久痢症。

宜忌

◇ 特别适合脾虚湿盛所致的泄泻而久治不愈者，下痢日久、正气已伤、脾胃虚弱者也适合常食。

◇ 无病者食用可健脾强身，抗衰老。

◇ 四季皆宜食用。

✖ 饮食积滞者不宜多吃。

材料

芡实30克，茯苓10克，粳米100克。

做法

1 将芡实和茯苓捣碎；粳米淘洗干净。

2 锅中倒入适量水，先加入芡实、茯苓煮软，再加入粳米，煮至粥成。

用法

每日早、晚温热食用。

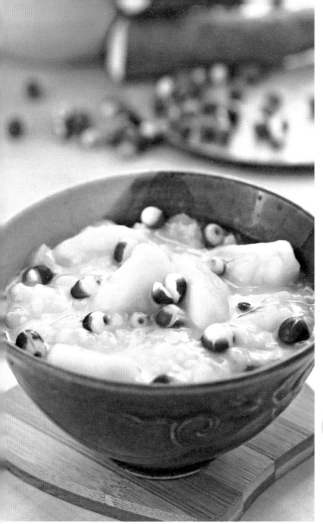

主食

芡实山药粥

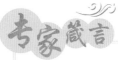

专家藏言

此粥可补虚劳、健脾益气、止泻止遗，对脾肾两虚所致的各种遗泄症均有食疗作用。

【材料】

芡实30克，粳米、鲜山药各100克。

【调料】

白糖适量。

【做法】

1 山药洗净，去皮，切块；粳米淘洗干净。
2 锅中倒入适量水，先放入芡实煮软，再倒入粳米、山药，煮至粥成，加白糖调食。

【用法】

每日早、晚温热食用。

【宜忌】

✓ 适合脾肾两虚引起的虚劳羸瘦、食少泄泻、遗精、带下、失眠、健忘者。

✓ 老年人常食有强腰益精、强心益智、抗衰老，使人耳聪目明的效能。

✓ 秋、冬季食用最佳。

✗ 内有积滞、大便燥结者不宜多吃。

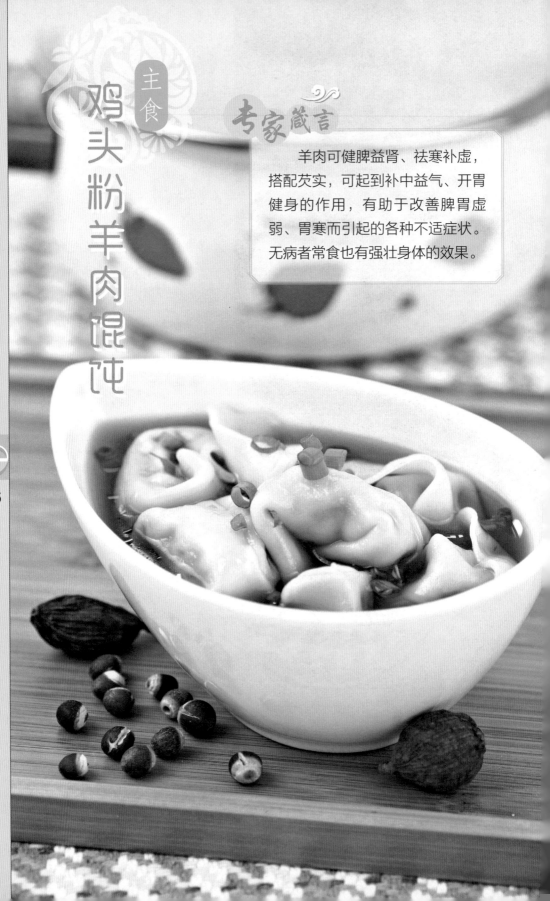

主食

鸡头粉羊肉馄饨

专家箴言

羊肉可健脾益肾、祛寒补虚，搭配芡实，可起到补中益气、开胃健身的作用，有助于改善脾胃虚弱、胃寒而引起的各种不适症状。无病者常食也有强壮身体的效果。

材料

芡实粉50克，面粉150克，羊肉250克，草果10克。

调料

酱油15克，陈皮粉、姜粉各5克，香葱末30克，盐、胡椒粉、香油各适量。

用法

每次吃10~15个，随餐食用。

宜忌

✓ 适合脾胃虚弱、胃寒所致的食少不化、口淡无味、腹胀腹泻、体质虚弱、虚劳羸瘦、手脚冰凉者食用。

✓ 老年脾肾亏虚、气血不足所致的腰膝酸软疼痛等症者，一般男性遗精滑泄或女性带下者也宜食用。

✓ 最适合秋、冬季食用。

✗ 羊肉热性较大，暑热天、发热病人及热性病症者均不宜多吃。

✗ 气滞胀满、大便燥结者不宜多吃。

做法

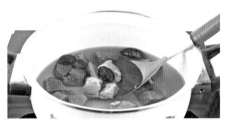

1 将羊肉洗净，切块，焯水后放入锅中，加水和草果同煮汤。

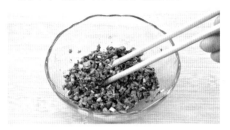

2 捞出羊肉，剁成肉末，加入陈皮粉、姜粉、葱末、酱油和盐调匀，做成馄饨馅。

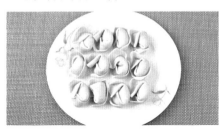

3 用芡实粉、面粉加适量水和匀，做成馄饨皮，包馅制成馄饨。

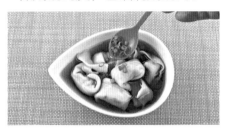

4 馄饨煮熟后，放入羊肉汤内，加盐、胡椒粉、香油调味，撒上香葱末即可。

芡实蒸蛋羹

汤羹

材料

鸡蛋2个，芡实粉5克，鸡肉末50克。

调料

葱花、盐、酱油、香油各少许。

做法

1 将鸡蛋磕入碗中，用力打散，加入芡实粉和适量温水，继续搅打均匀。

2 将蛋液碗放入蒸锅内，蒸制蛋羹成形。

3 锅内倒入少许油烧热，下葱花炒香，放入鸡肉末速炒，先放酱油炒上色，再放入盐、香油炒匀，盛出浇在鸡蛋羹上即可。

用法

可做早餐食用。

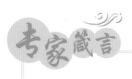

专家箴言

此羹有滋阴养血、补脾止泻的功效，是防治脾虚泄泻的食疗佳品。

宜忌

✓ 适合脾气虚弱所致气血两亏、泄泻、食少、营养不良及肾虚遗精、带下者。

✓ 脾肾两虚、体质瘦弱、筋骨不健的老人、儿童均宜常食。

✓ 秋、冬季食用尤佳。

✗ 血脂偏高、肥胖、气滞、食积者不宜多吃。

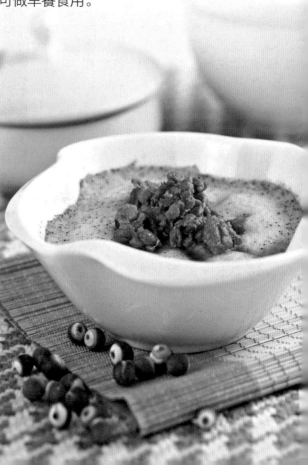

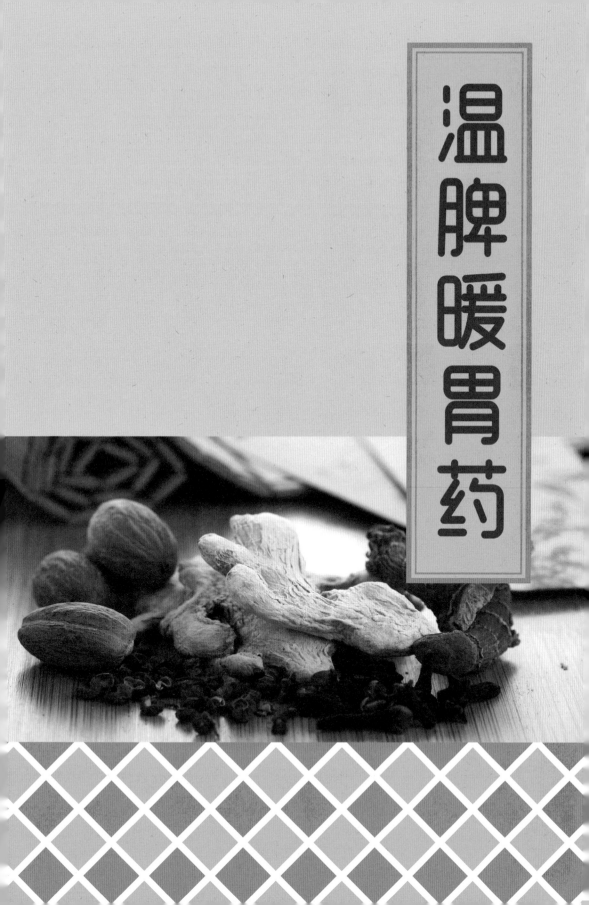

温脾暖胃药

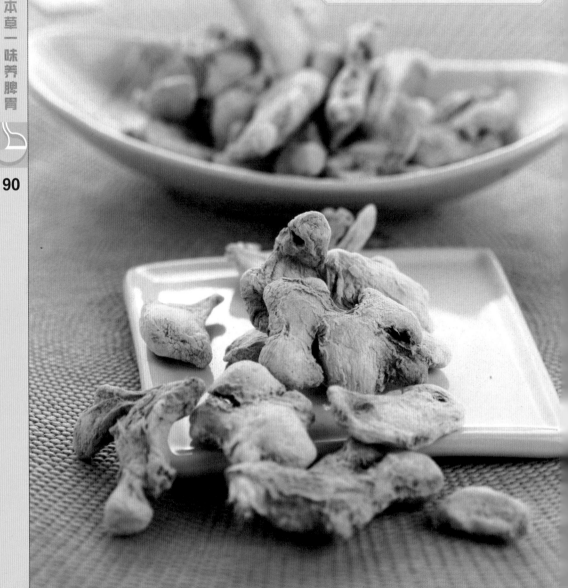

温脾暖胃药
干姜

别名 川姜、白姜、均姜、干生姜。

性味 味辛，性热。

归经 归脾、胃、肾、心、肺经。

专家箴言

干姜有温中散寒、回阳通脉、温肺化饮的功效。其辛热燥烈，入脾胃长于温中散寒、健脾运阳，是温暖脾胃的主药。常用于脾胃虚寒、脘腹冷痛、胃寒呕吐及虚寒性泄泻等。

古籍说法

《神农本草经》："主胸满咳逆上气，温中，止血，出汗，逐风湿痹，肠澼下痢。"

《珍珠囊》："干姜其用有四：通心阳，一也；去脏腑沉寒痼冷，二也；发诸经之寒气，三也；治感寒腹痛，四也。"

药材选料

本品为姜科植物姜的干燥根茎。以质坚实、外皮灰黄色、内灰白色、断面粉性足、少筋脉者为佳。以下品种在功效上有所差异，可根据个人情况选择。

干姜

干姜：辛热燥烈之性较强，长于温中回阳、止冷痛吐泻、肢冷脉微、寒饮咳喘。因其温散多于温补，力速而作用较强，故用于回阳救逆效果更佳。

炮姜

炮姜：干姜的炒制品，辛散作用大减，温里之力不如干姜迅猛，但作用缓和持久，温补多于温散，且长于温中止痛、止泻和温经止血。可用于中气虚寒的腹痛、腹泻和虚寒性出血。

常用搭配

干姜单用即可治疗寒邪腹痛。用于温胃健脾时，多与党参、白术、大枣、甘草等同用。用于胃寒吐泻时，常搭配高良姜。

用法用量

可煎汁、研粉、泡茶、浸酒、煮粥或入丸、散。煎服用量在3~10克。

人群宜忌

适宜人群	不宜人群
✓ 脾胃虚寒、脘腹冷痛、胃寒呕吐、中寒水泻者	✗ 干姜辛热燥烈，温病和阴虚内热、血热妄行者忌用
✓ 寒饮咳喘、痰多清稀者	
✓ 心肾阳虚、阴寒内盛、形寒肢冷、虚寒型出血者	✗ 孕妇慎服

姜草茶

茶饮

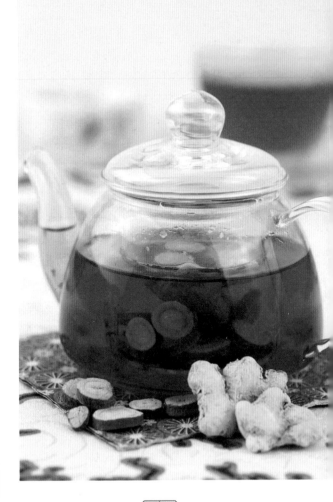

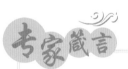

专家箴言

此茶由《伤寒论》中的"甘草干姜汤"改制而成，有温胃散寒止呕的功效，常用于胃寒吐泻。

宜忌

✓ 适合脾胃受寒或中阳偏于虚损所致的喜暖恶寒、胃寒呕吐、大便溏稀者。

✓ 秋、冬寒冷季节饮用尤佳。

✗ 阴虚火旺、口干舌燥、有热证者不宜。

材料

干姜5克，炙甘草3克，红茶2克。

做法

将所有材料置于茶壶中，冲入开水，加盖闷泡10分钟后即可饮用。

用法

每日1剂，分3次，每餐后饮服。

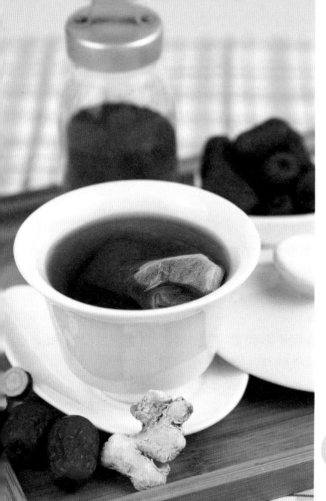

茶饮

姜枣饮

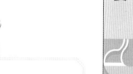

专家藏言

此方出自《饮膳正要》，有温中、健脾、和胃、止呕的功效，是脾胃虚寒者的保健佳品。

材料

大枣 300 克，干姜 30~40 克，甘草 6 克，盐 6 克。

做法

1. 将大枣去核，炒制后碾成末；干姜、甘草研末成粉，盐炒制后存储于可密封的瓶中备用。
2. 每次取6~10克混合粉装入茶袋，用白开水冲泡即成。

宜忌

✓ 适合脾胃虚寒所致的食少、呃逆、呕吐、腹痛、腹泻者常食。

✓ 体质偏寒、四肢不温或外感寒邪者宜饮用。

✓ 秋、冬寒冷季节饮用尤佳。

✗ 阴虚内热、热证及有出血倾向者不宜。

用法

每日2次，空腹饮用为宜。

半夏干姜散

散剂

材料

干姜、姜半夏各50克。

姜半夏是用生姜、白矾煎煮过的半夏。生半夏有一定的毒性，不宜内服，经姜制后可降低毒性，有燥湿化痰、降逆止呕的功效。所以，一定注意要选择姜半夏。

 姜半夏

 生半夏

做法

1 将干姜和姜半夏一起研为粉末，混匀后装瓶储存备用。

2 每次取5克粉末，以开水冲服。

用法

一日2次，温热饮服。

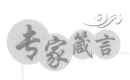 专家箴言

此方出自《金匮要略》张仲景方，有温胃散寒、降逆止呕的作用，主治胃脘不适、呕吐痰涎。

宜忌

✓ 适合胃中有寒所致干呕吐逆、吐涎沫者。

✓ 秋、冬寒冷季节尤宜。

✗ 发热及阴虚内热者均不宜。

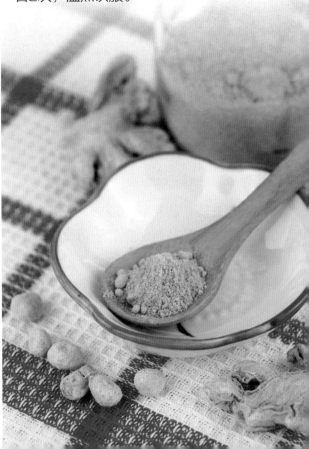

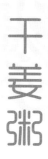

主食 干姜粥

材料

干姜、高良姜各3克，粳米100克。

高良姜味辛、性热，有温胃止呕、散寒止痛的功效，常与干姜合用，以增强温胃祛寒的效果。

高良姜

做法

1 将干姜、高良姜放入锅中，加适量水煎汁，滤掉渣，留取药汁。

2 倒入淘洗好的粳米煮成粥即可。

用法

每日早、晚温热食用。

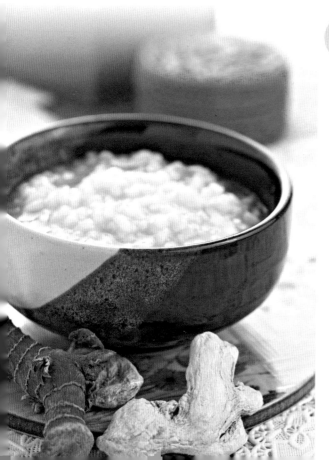

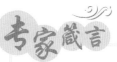

专家箴言

此方出自《寿世青编》，有温中和胃、祛寒止痛的功效，是脾胃虚寒者的保健良药。

宜忌

✓ 适合脾胃虚寒所致的脘腹冷痛、呕吐、呃逆、泛吐清水、肠鸣腹泻者食用。

✓ 秋、冬寒冷季节食用尤宜。

✗ 发热期间以及阴虚内热者均不宜食用。

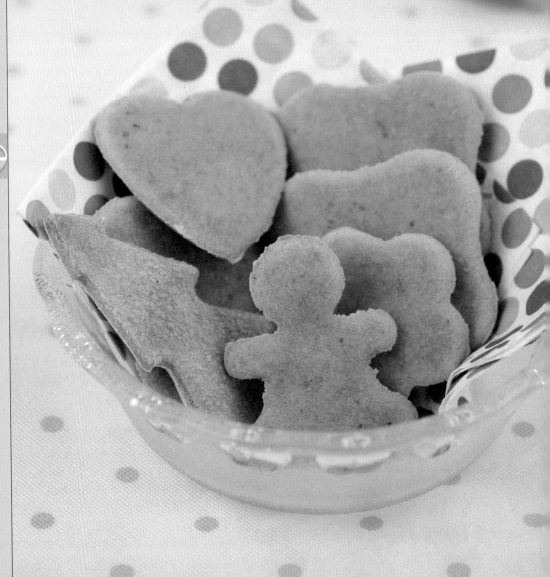

主食

姜糖饼

专家箴言

此饼可作为日常主食或餐间的小点心食用，老少皆宜。常食能起到温中健脾、消食积、止泄痢的作用，最宜脾胃虚寒者日常调养。

材料

干姜、鸡内金各30克，陈皮20克，红糖50克，面粉250克。

干姜

鸡内金

陈皮

用法

每日3次作主食或点心食用，每次适量，连服数日。

宜忌

✓ 适合脾胃虚寒所致的脘腹冷痛、久泻、久利，尤其是下利清稀、时轻时重者食用。

✓ 适合身体怕冷、手脚冰凉者常食。

✓ 适合秋、冬寒冷季节食用。

✗ 阴虚内热、气滞胀满者不宜多吃。

做法

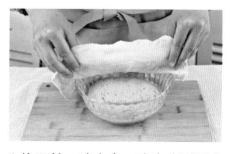

1 将干姜、鸡内金、陈皮分别研成细粉，与红糖一起和入面粉中，盖上布静置30分钟饧发。

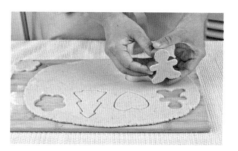

2 将饧发好的面擀成大薄片，用模具刻出有造型的饼干生坯。

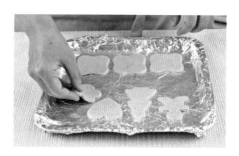

3 将饼干生坯码放烤盘中，放入预热的烤箱，设置烤箱温度180℃，上下火，烤制20分钟即可出炉。

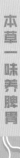

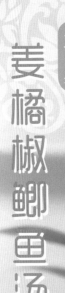

汤羹

姜橘椒鲫鱼汤

专家箴言

此方出自《食医心鉴》，有温中散寒、补脾开胃、行气补虚的功效，常用于改善脾胃虚寒引起的腹痛、乏力、消化不良等各种不适。

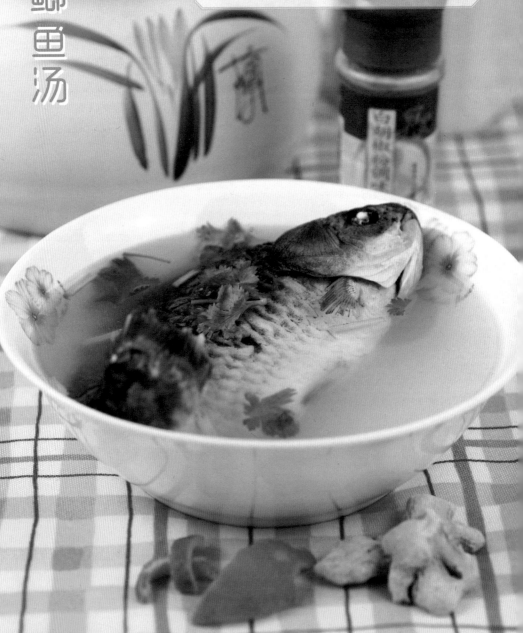

鲫鱼1条（约250克），干姜、橘皮各15克，香菜段少许。

鲫鱼

鲫鱼药用价值极高，其性平味甘，入胃、肾经，具有和中补虚、除虚赢、温胃进食、补中益气的功效。

调料

葱段20克，盐、胡椒粉各适量。

用法

随餐食用，吃鱼喝汤。

宜忌

✔ 适合胃寒腹痛、食欲不振、消化不良、虚弱乏力者食用，尤其适合老年人脾胃气虚受寒兼有腰脊疼痛、瘦弱无力者。

✔ 冬季是吃鲫鱼的最佳季节，再加上干姜温热作用强，所以，此汤最宜冬季食用。

✖ 内热、出血、患热证者不宜多吃。

做法

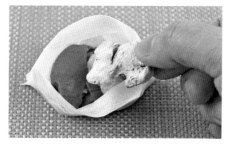

1 将干姜、橘皮放入调料包内，封好口。

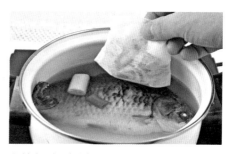

2 将鲫鱼去鳞、鳃及内脏，清洗干净，放入锅中，加适量水煮沸，撇去浮沫，放入葱段和调料包，小火煮20分钟，加盐调味。

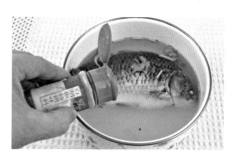

3 煮好的鱼汤盛入汤盆，撒入胡椒粉和香菜段即成。

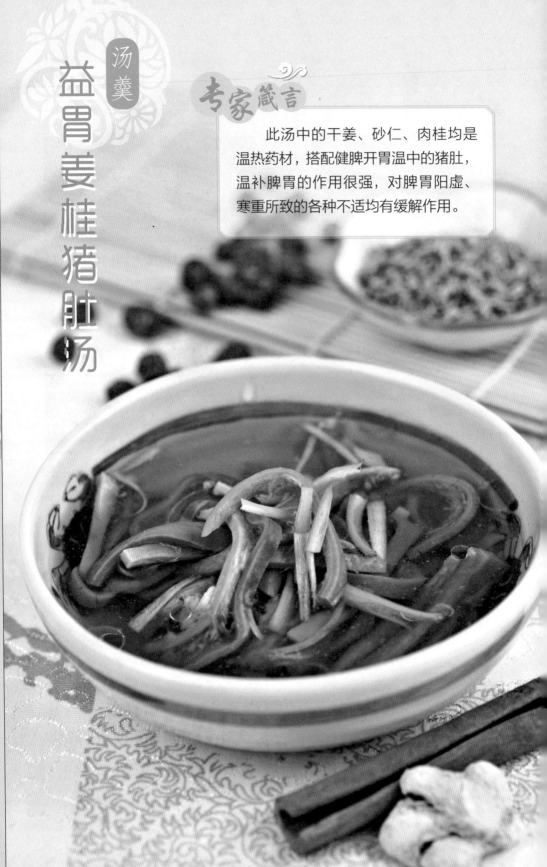

汤羹

益胃姜桂猪肚汤

专家箴言

此汤中的干姜、砂仁、肉桂均是温热药材，搭配健脾开胃温中的猪肚，温补脾胃的作用很强，对脾胃阳虚、寒重所致的各种不适均有缓解作用。

材料

猪肚200克，干姜、砂仁、肉桂、小茴香各10克，葱丝少许。

调料

香油、盐、白胡椒粉各适量。

用法

吃猪肚，喝汤，每日分数次食用。

宜忌

✓ 适合脾胃阳虚所致的胃及十二指肠溃疡反复发作、有吞酸打嗝、消化不良、胃脘饱胀呆滞者食用。

✓ 适合秋、冬寒冷季节食用。

✗ 此汤热性较大，阴虚内热、有热证、出血证者及发热期间均不宜食用。

做法

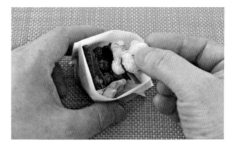

1 将干姜、砂仁、肉桂、小茴香放入调料包中。

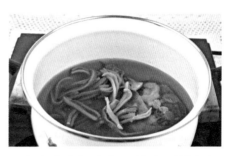

2 猪肚洗净切成条，焯水后放入锅中，加适量水煮沸，撇去浮沫，放入调料包，改小火煮1小时。

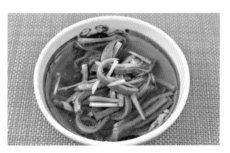

3 去掉调料包，把煮好的猪肚汤盛入汤碗，加盐、胡椒粉调味，淋香油，撒上葱丝即可。

干姜牛肉羹

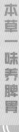

专家箴言

　　牛肉可补脾胃、益气血、强筋骨，主治虚损形瘦、脾弱不运。搭配温热的干姜、高良姜，有很好的温中散寒、补虚健脾的功效。

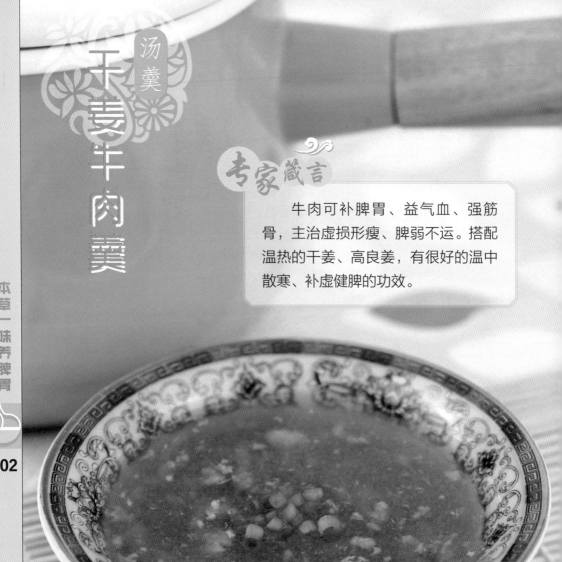

材料

牛肉馅200克，干姜、高良姜各10克，鸡蛋清1个，香葱末少许。

调料

淀粉10克，盐、胡椒粉各适量。

用法

随餐食用。

宜忌

✓ 适合胃寒胃痛、脘腹冷痛、得温痛减、恶心欲吐、泄泻腹痛、口淡流涎、饮食无味者食用。

✓ 胃溃疡、十二指肠溃疡、萎缩性胃炎等属胃寒者宜多吃。

✓ 体质虚寒、形体瘦弱、手脚冰冷、气血不足者宜多吃。

✓ 适合秋、冬寒冷季节食用。

✗ 由实热所致的胃脘疼痛、口舌干渴、泛酸、大便干结者不宜。

做法

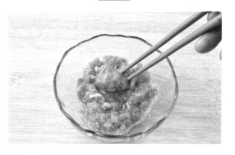

1 牛肉馅用鸡蛋清调拌上浆，静置半小时。

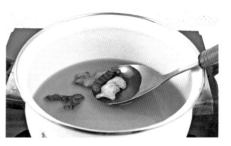

2 把干姜、高良姜放入锅内，加适量水煮10分钟，去渣留汤。

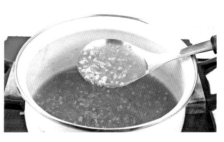

3 放入牛肉馅滑散，再煮沸时，加盐、胡椒粉调味，勾芡后盛入碗中，撒上香葱末即成。

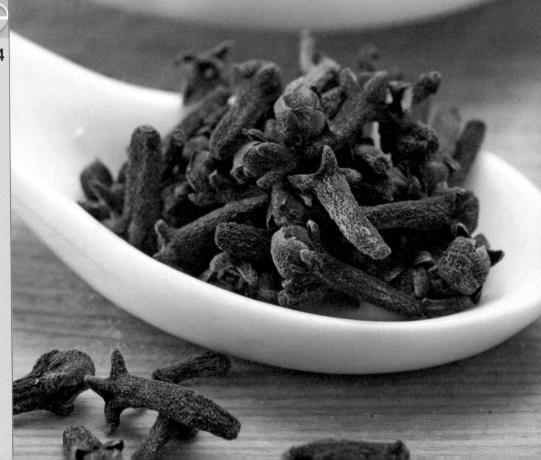

温脾暖胃药

丁香

别名 丁子香、公丁香、雄丁香、丁紫香。

性味 味辛，性温。

归经 归脾、胃、肺、肾经。

专家箴言

丁香有温中降逆、散寒止痛、温肾助阳的功效。其辛温芳香，可暖脾胃、行气滞，尤善降逆，是治疗胃寒呕逆的要药。常用于脾胃虚寒、呃逆、呕吐、脘腹冷痛、食少吐泻等。

古籍说法

《日华子本草》："治口气，反胃，疗肾气，奔豚气，阴痛，壮阳，暖腰膝。"

《本草正》："温中快气。治上焦呃逆，除胃寒泻痢，七情五郁。"

药材选料

本品为桃金娘科植物丁香的干燥花蕾。当花蕾由绿色转红时采摘，晒干。以个大，粗壮、鲜紫棕色、香气浓烈、油多者为佳。

公丁香

丁香的花蕾为公丁香，其成熟的果实为母丁香。二者的性味功效相似，用法用量相同，但母丁香气味较淡，药力较弱，一般均选择公丁香。

母丁香

常用搭配

治疗虚寒呃逆时，丁香常与党参、生姜、柿蒂等同用。治脾胃虚寒、吐泻食少时，常与白术、砂仁、豆蔻、肉桂等同用。

用法用量

用时捣碎，可煮粥、熬汤或入丸、散。煎服用量在2～5克。

人群宜忌

适宜人群	不宜人群
✓ 脾胃虚寒所致呃逆、呕吐、反胃、泄痢、食少、脘腹冷痛者 ✓ 妊娠恶阻所致恶心、呕吐者 ✓ 肾虚所致阳痿及妇女宫冷者	✖ 本品性温燥，有热证及阴虚内热者忌用

香姜牛奶

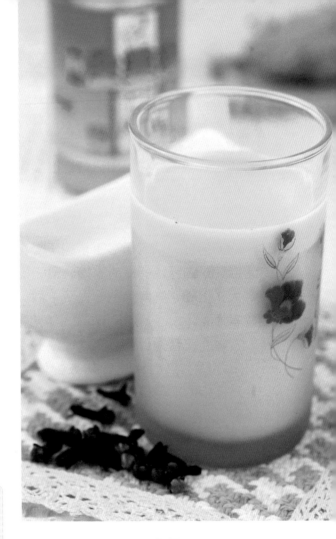

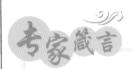

专家箴言

此饮有补中益气、暖胃降气的功效，常用于胃气上逆引起的呕吐等症，是养胃暖胃的保健饮品。

宜忌

✓ 适合胃气上逆或胃寒所致的胃脘胀满、呃逆、呕吐、食之即吐者饮用。

✓ 小儿吐泻、疳积瘦弱者宜食用。

✓ 冬季饮用尤佳。

✗ 胃热、阴虚火旺者不宜。

材料

丁香3克，姜汁1茶匙，牛奶600毫升。

调料

白糖适量。

做法

将丁香、姜汁、牛奶一同放入锅内煮沸，过滤掉丁香，加白糖搅匀，即可饮用。

用法

每日分3~4次，温热饮用。

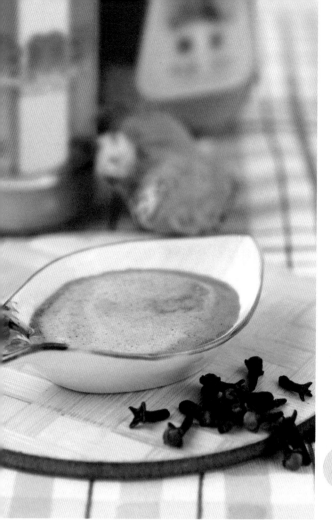

专家箴言

丁香、生姜都是暖胃散寒、止呕逆的天然良药，合用有温补脾肾、和胃降逆的作用。

【材料】

丁香50克，姜汁100毫升，蜂蜜300毫升。

【做法】

1 将丁香研为细末，过筛。
2 丁香末加入姜汁、蜂蜜，调成膏状，装瓶密封保存。

【用法】

每日服用1次，每次20毫升。

【宜忌】

✓ 适合脾肾阳虚所致的呃逆，症见呃声低弱、面色苍白、手足不温、腰膝酸软、舌质淡、苔白润者。
✓ 秋、冬寒冷季节食用尤宜。

✗ 胃热等热证引起的呕吐者及阴虚内热者不宜。

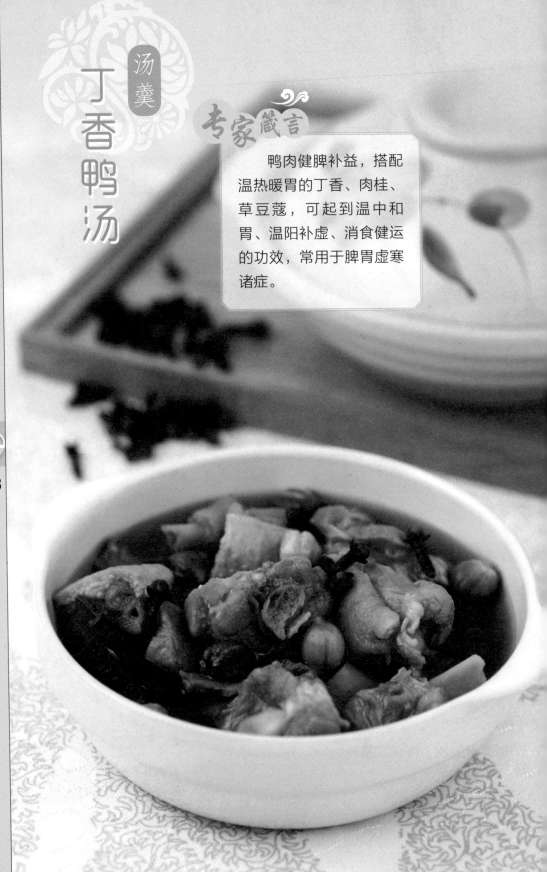

汤羹

丁香鸭汤

专家箴言

鸭肉健脾补益，搭配温热暖胃的丁香、肉桂、草豆蔻，可起到温中和胃、温阳补虚、消食健运的功效，常用于脾胃虚寒诸症。

材料

净鸭肉300克，丁香、肉桂、草豆蔻各5克。

肉桂

草豆蔻

调料

葱段、姜片各10克，酱油10毫升，白糖、盐各适量。

用法

随餐食用，吃肉喝汤。

宜忌

✓ 适合脾胃虚寒所致的脘腹冷痛、食少、腹胀、呃逆、嗳气、反胃、呕吐、腹泻者。

✓ 鸭肉是滋阴养血的凉补佳品，最宜夏季补益食用。

✗ 因实热引起的腹痛、吐泻者不宜。

做法

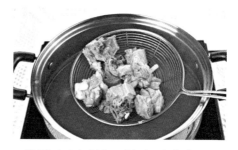
1 将鸭肉剁成块，焯水后洗净。

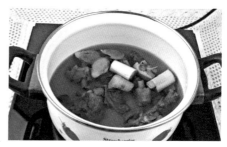
2 锅内放入鸭块，加适量水烧开，撇去浮沫，放入葱段、姜片、酱油，改小火，煮20分钟。

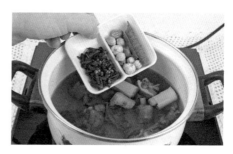
3 再放入丁香、肉桂、草豆蔻，续煮1小时，至肉烂，加糖、盐调味即可。

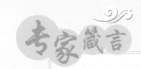

温脾暖胃药

肉豆蔻

别名　肉果、玉果、顶头肉。

性味　味辛，性温。

归经　归脾、胃、大肠经。

专家箴言

　　肉豆蔻可涩肠止泻、温中行气。其暖脾胃、固大肠、止泄痢的效果好，为治疗虚寒性腹泻的要药，且能温中理脾、行气止痛，常用于脾胃虚寒、久泻不止、脘腹胀痛、食少呕吐等症。

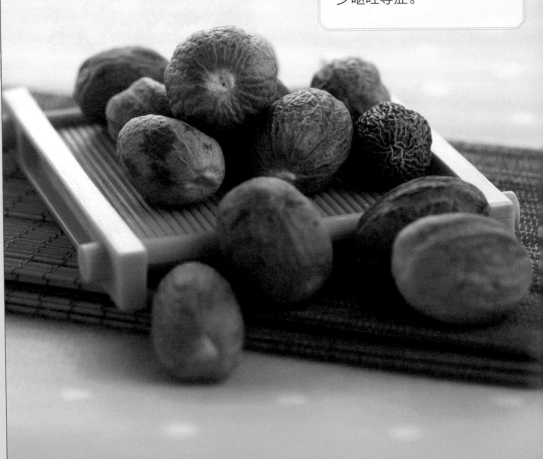

古籍说法

《本草纲目》："暖脾胃，固大肠。"

《本草经疏》："肉豆蔻辛味能散能消，温气能和中通畅，其气芬芳，香气先入脾，脾主消化，温和而辛香，故开胃，胃喜暖故也。"

《开宝本草》："主温中消食，止泄，治积冷心腹胀痛，霍乱中恶。"

药材选料

本品为肉豆蔻科肉豆蔻属植物肉豆蔻的干燥种仁。

生肉豆蔻可直接用于炖汤，偏重于健脾消食、温中止泻的功效。而煨肉豆蔻（煨熟炮制后也叫煨肉果）偏重于涩肠止泻的功效。可根据个人情况选用。

肉豆蔻

煨肉豆蔻

常用搭配

用于虚寒性久泻、久痢时，肉豆蔻常与肉桂、干姜、党参、白术、山药等药材同用，以增强疗效。

用法用量

肉豆蔻可煮粥、炖制汤羹，或入丸、散服用。煎服用量在3～10克，入丸、散服每次0.5~1克。内服须煨熟去油用。

人群宜忌

适宜人群	不宜人群
✓脾胃虚寒所致久泻、久利者，脾肾阳虚所致五更泄泻者	✗湿热泄痢者忌用
✓胃寒气滞、脘腹胀痛、不思饮食、肠鸣腹痛、呕吐者	
✓小儿吐逆不下乳、腹痛者	

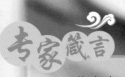

肉豆蔻饼

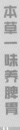

专家箴言

此方由《圣济总录》中的"肉豆蔻散"变化而成。主治脾胃虚寒所致的水泻无度、肠鸣腹痛。无病者食用也可暖脾健胃。

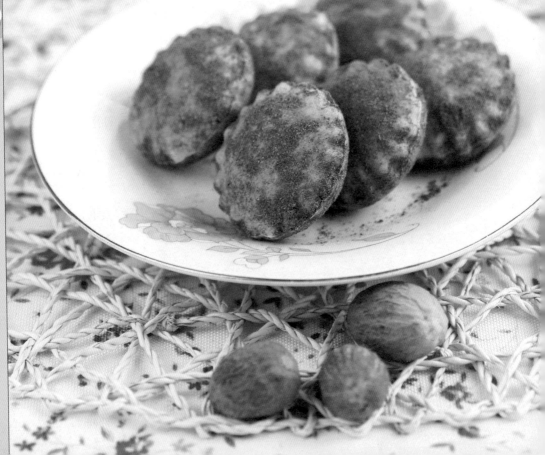

材料

肉豆蔻30克，生姜汁30毫升，面粉500克。

调料

盐适量。

用法

每天随餐适量食用。

也可将此饼再研为细末，每次取适量，用米汤调服。

宜忌

☑ 适合脾胃虚寒、脾胃不和、便溏、久泻久利、水泻无度、肠鸣腹痛、恶心呕吐、反胃噎膈者食用。

☑ 小儿脾胃不和，吐泻者宜食用。

☑ 适合秋、冬寒冷季节食用。

✖ 湿热泄痢者忌用。

做法

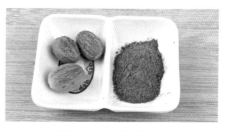

1 将肉豆蔻去壳，研成粉。

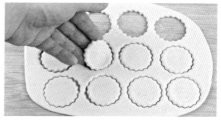

2 将面粉加生姜汁和适量水和面后再擀成大片薄饼，用模具刻出小薄饼。

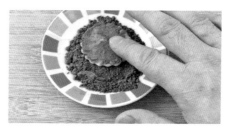

3 将小薄饼两面粘匀肉豆蔻粉，制成生坯。

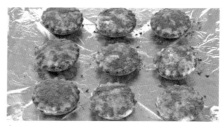

4 将薄饼生坯码放烤盘中，放入预热的烤箱，设置烤箱温度180℃，上下火，烤制20分钟即可出炉。

113

肉豆蔻粥

材料

肉豆蔻5克，姜粉2克，粳米100克。

做法

1 将肉豆蔻捣碎，研为粉。

2 粳米淘洗干净，放入锅中，加适量水，煮30分钟，至粥稠时加入肉豆蔻粉和姜粉，略煮即成。

用法

每日早、晚温热食用。

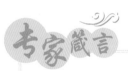

专家箴言

此方出自《圣济总录》，有温中健脾、开胃消食的功效，可有效改善脾胃虚寒的各种症状。

宜忌

✓ 适合脾胃虚寒所致的脘腹疼痛、泻痢、呕逆不下食、宿食不化、呕吐者。

✓ 秋、冬寒冷季节食用尤佳。

✗ 有实证及阴虚火旺者不宜食用。

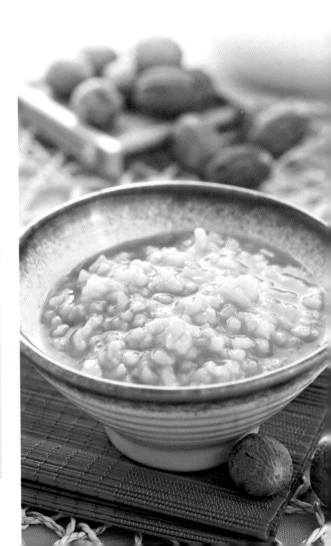

豆蔻炖羊肉

材料

羊肉500克，肉豆蔻5克。

调料

胡椒粉、大料、葱段、姜片、料酒、盐各适量。

做法

1 将羊肉洗净切块，焯水后捞出沥干。

2 锅内加适量水，加入羊肉、肉豆蔻、葱段、姜片、大料，大火煮沸后，改用小火炖约1小时，再加盐、胡椒粉调味即成。

用法

随餐食用，吃肉喝汤。

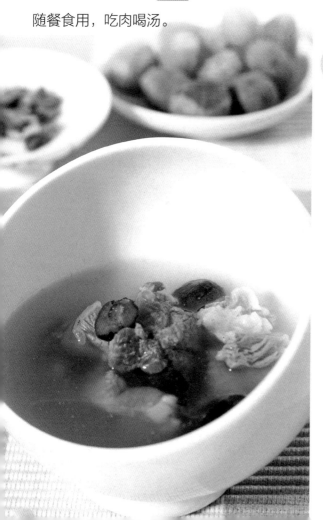

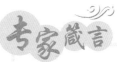

专家箴言

羊肉可益气补虚、温中暖胃、散寒止痛，搭配肉豆蔻，可起到暖脾胃、补肾阳的作用。

115

宜忌

✔ 适合脾肾阳虚、气虚、胃寒冷痛、食欲不振、食少便溏、泄泻、风湿痹痛、四肢不温者食用。

✔ 秋、冬寒冷季节食用尤佳。

✘ 羊肉性大热，阴虚内热、有实证、热证者不宜食用。

✘ 夏季不宜食用。

肉豆蔻蒸草鱼

专家箴言

草鱼本身即有暖胃和中的功效，搭配温热益气的中药材，可补气温中、行气止痛、涩肠止泻，尤其对脾胃虚寒者有很好的补益作用，可改善腹痛、久泻等症状。

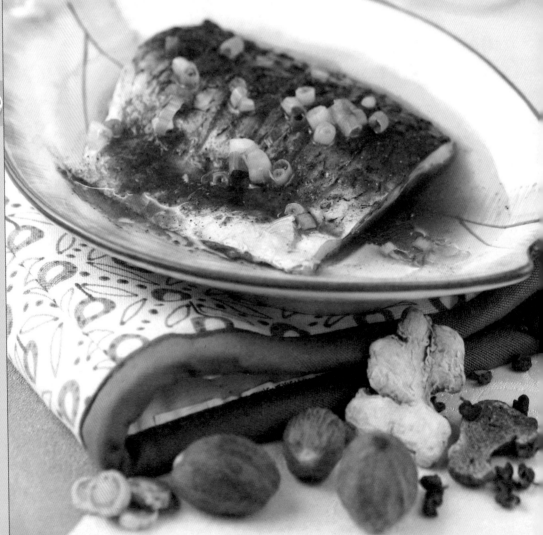

材料

草鱼中段肉250克，肉豆蔻6克，花椒、干姜、党参、白术各5克。

调料

料酒、豉汁各15克，葱段、姜片各10克，盐、香葱末各适量。

用法

随餐食用。

宜忌

✓ 适合脾胃虚寒所致的食少乏力、胃脘冷痛、腹痛、久泻者常食。

✓ 体质偏寒、手脚常感冰冷者也宜食用。

✓ 适合秋、冬寒冷季节食用。

✗ 有实证、发热病人及热性病症者均不宜多吃。

做法

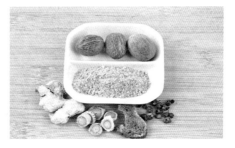

1 将肉豆蔻、花椒、干姜、党参、白术共研粉，混合均匀。

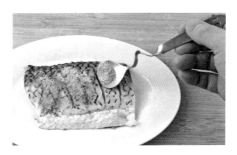

2 先在草鱼中段肉背上剞斜刀，用料酒、盐、葱段、姜片码味20分钟，放入蒸盘，将混合粉涂满鱼肉表面，上蒸锅蒸10分钟。

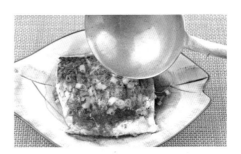

3 蒸好的鱼肉放入餐盘，倒入豉汁，撒上香葱末，浇上烧热的色拉油，爆出香味即成。

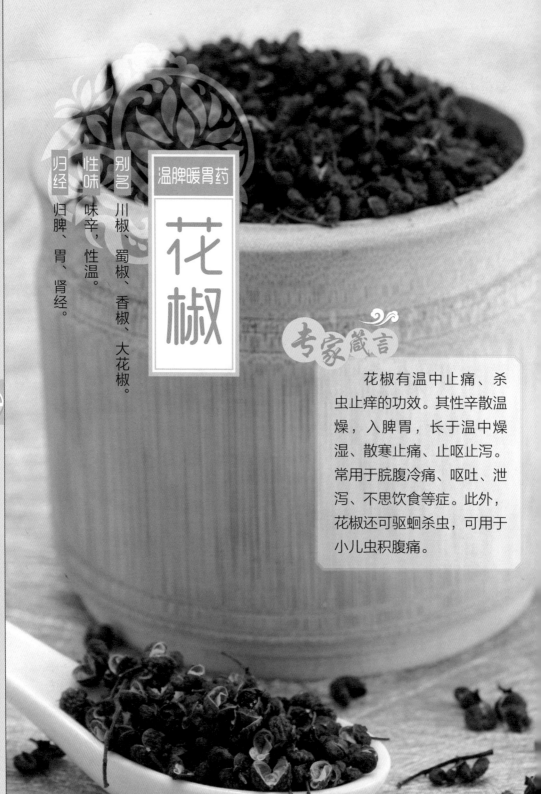

温脾暖胃药

花椒

别名 川椒、蜀椒、香椒、大花椒。

性味 味辛，性温。

归经 归脾、胃、肾经。

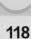
专家箴言

花椒有温中止痛、杀虫止痒的功效。其性辛散温燥，入脾胃，长于温中燥湿、散寒止痛、止呕止泻。常用于脘腹冷痛、呕吐、泄泻、不思饮食等症。此外，花椒还可驱蛔杀虫，可用于小儿虫积腹痛。

古籍说法

《神农本草经》："主邪气咳逆，温中，逐骨节皮肤死肌，寒湿痹痛，下气。"

《本草纲目》："椒，纯阳之物，其味辛而麻，其气温以热。入肺散寒，治咳嗽；入脾除湿，治风寒湿痹，水肿泻痢；入右肾补火，治阳衰溲数、足弱、久痢诸证。"

药材选料

本品为芸香科植物青椒或花椒的干燥成熟果皮。除去种子（椒目）及杂质，生用或炒用均宜。生花椒一般用于煎汁、炖汤。炒花椒即用清炒法将花椒炒至有香气，一般用于做蘸料。为了食用方便，也可直接用花椒粉。

生鲜花椒　　　生干花椒　　　炒花椒　　　花椒粉

常用搭配

花椒用于中寒腹痛、寒湿吐泻时，常与生姜、干姜、白豆蔻、肉豆蔻、人参等同用，以增强温中散寒、止痛止泻的效果。

用法用量

可煎汁、煮粥、熬汤或入丸、散。煎服用量在3~6克。

人群宜忌

适宜人群	不宜人群
✓外寒内侵或脾胃虚寒所致的脘腹冷痛、呕吐、不思饮食者	✗本品较温燥，阴虚火旺者忌服
✓夏季受寒湿而泄泻不止者	
✓小儿虫积腹痛、蛔虫病、肛周瘙痒者	✗孕妇慎服

菜肴

花椒鸡丁

专家箴言

　　鸡肉温补脾胃，花椒温中止痛，辣椒祛寒燥湿，合用可起到温中散寒、补益脾胃、强身壮体的作用，尤其适合中焦虚寒者日常保健。

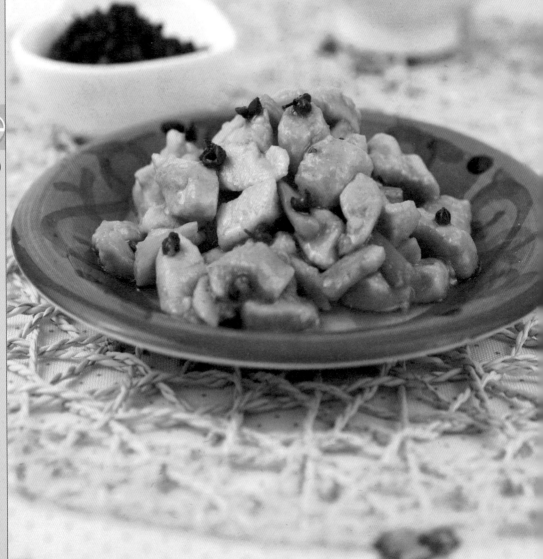

材料

鸡胸肉250克，花椒10克，鸡蛋清1个。

调料

淀粉、葱段、姜片各10克，料酒、酱油、白糖、盐、香油各适量。

用法

随餐食用。

宜忌

✓ 适合脾胃虚寒所致的脘腹冷痛、泄泻、体弱乏力者食用。

✓ 气血两亏、四肢不温、寒湿痹痛者宜食用。

✓ 适合秋、冬寒冷季节食用。

✗ 此菜比较燥热，有阴虚内热、上火炎症、出血者均不宜食用。

✗ 孕妇慎食。

做法

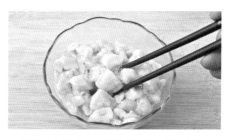

1 鸡胸肉洗净，切成丁，用料酒、鸡蛋清和淀粉抓匀、上浆。

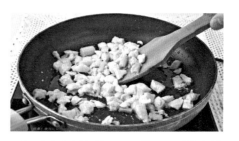

2 锅中倒油烧热，下葱段、姜片炒香，放入鸡丁炒至变白色。

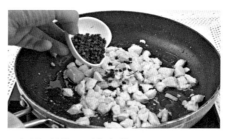

3 倒入花椒，炒出椒香。

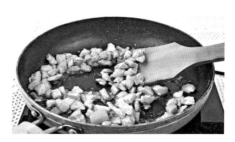

4 放入酱油、白糖、盐调味，淋上香油炒匀即可出锅。

花椒粥

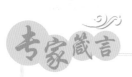

专家箴言

此粥有温中散寒、除湿止痛、杀虫解毒的功效，最宜脾胃虚寒的腹痛、吐泻者食用。

宜忌

✓ 适合脾胃虚寒所致的脘腹冷痛、呕吐、泄泻或由于蛔虫引起的腹痛、呕吐者食用。

✓ 秋、冬季食用尤宜。

✗ 此粥较辛辣，平素畏辣食及阴虚火旺者不宜，孕妇亦不宜。

材料

花椒3克，粳米100克。

调料

葱末、姜末、盐、香油各适量。

做法

1 将粳米淘洗干净，放入锅中，加适量水，熬煮成粥，盛入碗中。

2 花椒焙干压碎，撒在粥上，放入所有调料，拌匀食用。

用法

每日早、晚温热食用。

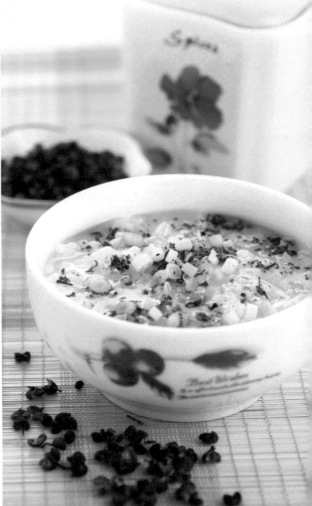

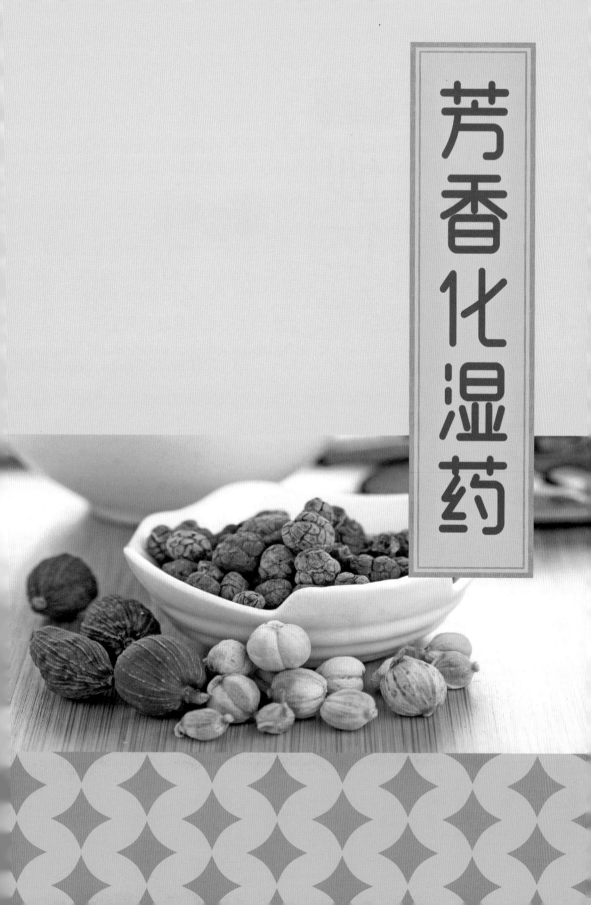

芳香化湿药

砂仁

别名 春砂仁、缩砂仁、缩砂蜜。

性味 味辛,性温。

归经 归脾、胃、肾经。

专家箴言

砂仁辛散温通,气味芳香,其化湿醒脾、行气温中的效果很好,为"醒脾调胃要药",常用于湿浊中阻或气滞所致的脘腹胀痛、呕吐泄泻等脾胃不和证,对寒湿气滞更为有效。

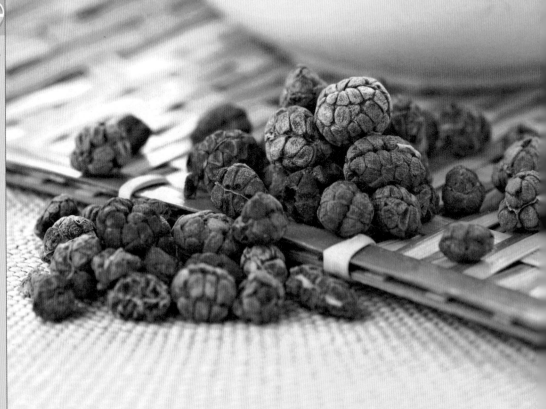

古籍说法

《药性论》："主冷气腹痛，止休息气痢，劳损，消化水谷，温暖脾胃。"

《开宝本草》："治虚劳冷痢，宿食不消，赤白泻痢，腹中虚痛，下气。"

药材选料

本品为姜科植物阳春砂仁或缩砂仁的成熟果实或种子。以个大、坚实、仁饱满、气香浓者为佳。砂仁药用分阳春砂仁、缩砂仁、海南砂仁几大类，其中以主产于两广一带的阳春砂仁疗效最佳。

阳春砂仁

缩砂仁

海南砂仁

艳山姜假冒的砂仁

常用搭配

若想增强温脾化湿的作用，砂仁常与厚朴、陈皮、木香、枳实、党参、白术、茯苓等同用。用于止虚寒吐泻时，常与干姜、附子同用。

用法用量

砂仁作为日常饮食中的调味料，常用于炖肉煲汤、火锅、卤料中，也可煮粥或入丸、散，用时打碎。煎服用量在3~6克，入煎剂宜后下，不宜久煎。

人群宜忌

适宜人群	不宜人群
✓湿阻脾胃或脾虚气滞引起的食欲不振、胃呆食滞、呕吐、泄泻、脘腹胀满者	✗阴虚血燥、有热者慎用
✓脾胃虚寒所致的腹痛、吐泻、冷痢者	
✓孕期气滞呕吐、不能进食、胎动不安者	

砂仁粥 主食

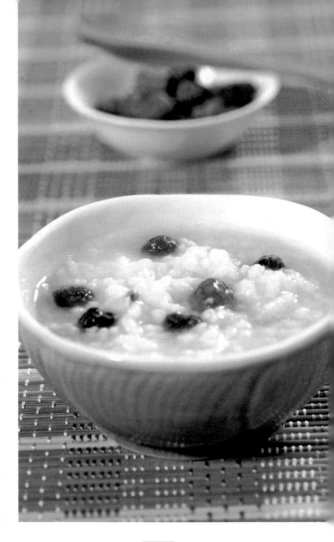

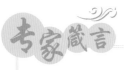

专家箴言

此方出自《老老恒言》，有行气和中、开胃消食、理气健胃的作用，是寒湿、气滞型消化功能虚弱者的理想食疗品。

宜忌

✓ 适合脾胃虚寒、湿重、气滞所致胃纳欠佳、食滞不化、气逆呕吐、腹痛胀满、寒湿泄痢等消化不良者。

✓ 妊娠时出现胸腹满闷、孕吐、胎动不安者宜食用。

✓ 四季皆宜食用。

✗ 阴虚有热者不宜。

材料

砂仁6克，粳米100克，盐适量。

做法

1 将砂仁碾碎备用。

2 粳米淘洗干净，放入锅中，加适量水熬煮为粥，待将熟时放入砂仁碎和盐，搅匀稍煮即可。

用法

每日早、晚温热食用。

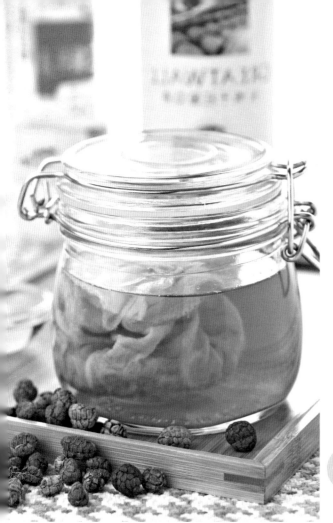

泡酒

砂仁酒

材料

砂仁30克，白酒500毫升。

做法

1 将砂仁除去杂质，用小火微炒后捣碎，装入细纱布袋，扎紧口。

2 将药袋放入瓶中，倒入白酒，加盖密封，7天后即可开封，过滤饮用。

用法

每日早、晚各温饮10~15毫升。

专家箴言

此酒有温中、消食、理气的功效，对于脾胃寒湿者有很好的调养作用。

宜忌

☑ 适合脾胃虚寒或寒湿所致的脘腹冷痛、胀满不适、食欲欠佳、恶心呕吐、消化不良者。

☑ 秋、冬季饮用尤佳。

✖ 阴虚血燥、体内有热者慎用。

砂仁肚条

专家箴言

　　此菜有温中化湿、行气止痛、和胃醒脾的功效，对于脾胃虚寒、慢性胃炎等胃病患者是美味又见效的保健菜品。

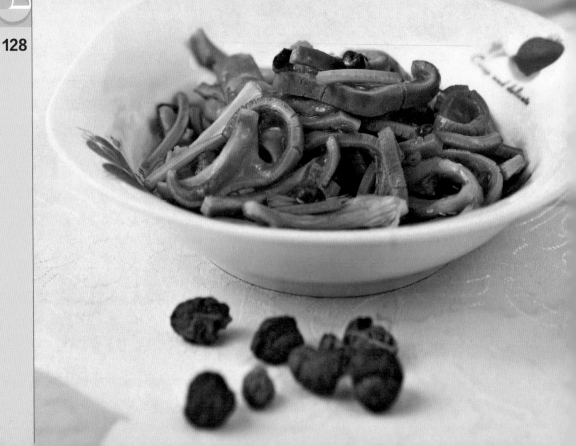

材料

砂仁10克，猪肚250克，香菜段适量。

调料

胡椒粉、料酒、湿淀粉、盐各适量。

用法

随餐食用。

宜忌

✓ 适合脾胃失运、升降不和所致的脘腹冷痛、胀闷不适、食欲缺乏、呕吐泄泻者。

✓ 慢性胃炎、胃溃疡、十二指肠溃疡患者宜常食。

✓ 脾气虚弱所致的胃下垂者宜食用。

✓ 四季皆宜食用。

✗ 阴虚血燥、体内有热者慎用。

✗ 猪肚胆固醇含量较高，高脂血症者应限量。

做法

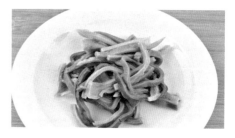

1 将猪肚洗净，下沸水锅焯透，捞出刮去油，切成条。

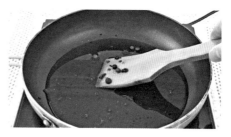

2 锅中倒入水，放入砂仁煮10分钟。

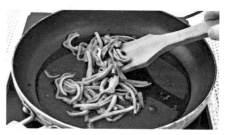

3 放入猪肚条，加入料酒、胡椒粉、盐炒匀。

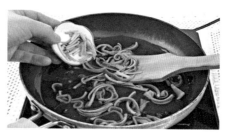

4 用湿淀粉勾芡，放入香菜炒匀即可装盘。

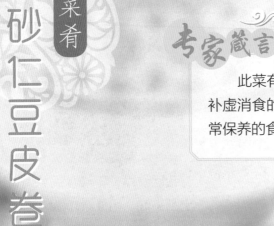

菜肴

砂仁豆皮卷

专家箴言

此菜有调味醒脾、宽中益气、补虚消食的功效，是慢性胃病者日常保养的食疗佳品。

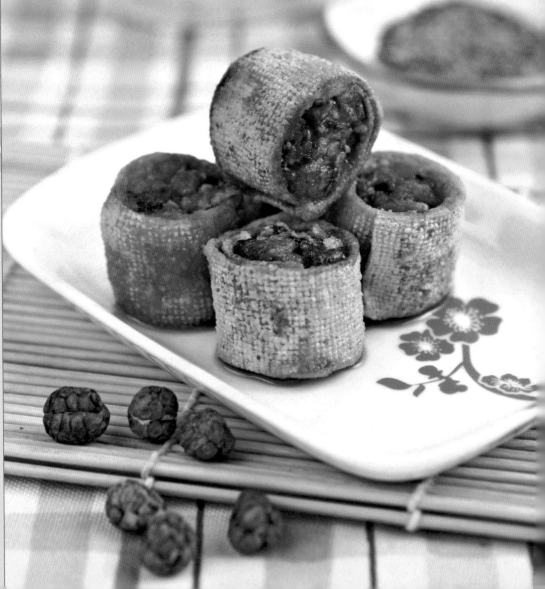

砂仁10克，面筋250克，水发香菇、豆腐皮、面粉糊各适量。

酱油15克，淀粉、盐、鸡精各适量。

随餐食用，每食适量。

✓ 适合脾胃虚弱、寒湿、脾运不健所致的食少、食欲不振、脘腹胀满、消化不良者常食。

✓ 四季皆宜食用。

✗ 阴虚血燥、有热者不宜多吃。

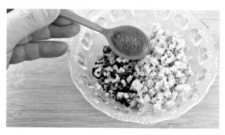

1 将面筋、香菇切成末，放入碗中；砂仁研成粉也放入碗中，加入酱油、盐、鸡精，拌成馅料。

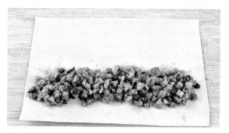

2 豆腐皮铺平，放上馅料。

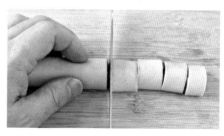

3 将豆腐皮卷成卷，用面粉糊封边后切成寸段。

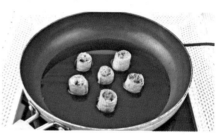

4 锅中倒入油烧热，把豆皮卷两端蘸一下淀粉，放入油锅，油炸至呈黄色即成。

菜肴

砂仁蒸鲫鱼

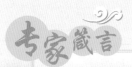

专家箴言

　　此方出自《饮膳正要》，有健脾醒胃、温中理气、行气开胃的功效，对脾虚湿滞、脾胃虚寒、妊娠脾虚等均有一定的食疗效果。

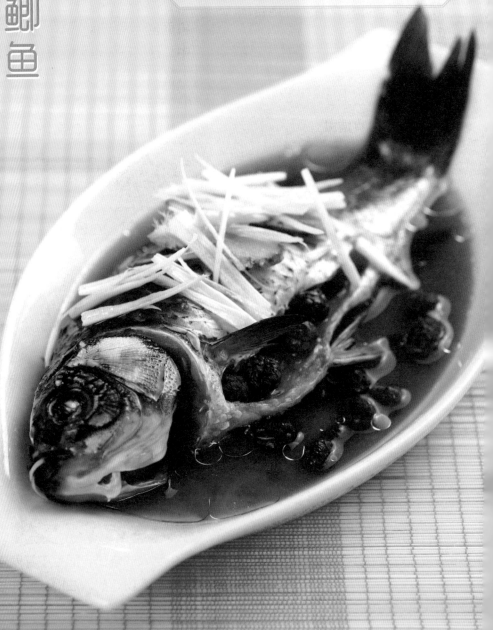

材料

砂仁6克，鲜鲫鱼1条（约400克）。

调料

蒸鱼豉油15克，生姜片、葱各适量。

用法

随餐食用，吃鱼肉喝汤。

宜忌

- ✓ 适合脾胃虚弱、食少腹胀及体虚水湿停滞、小便不利、水肿者食用。
- ✓ 脾胃虚寒所致的食欲不振、脘腹疼痛、恶心、便溏者宜食用。
- ✓ 妊娠恶阻所致的胎动不安、呕吐者宜食用。
- ✓ 适合秋、冬季节食用。

- ✗ 阴虚血燥、有热者慎用。

做法

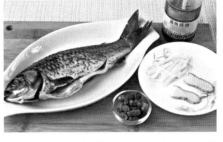

1 将鲜鲫鱼去鳞、鳃及内脏，洗净；生姜切片；葱切丝。

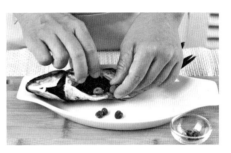

2 将砂仁填入鲫鱼腹中，鲫鱼放入蒸盘，摆上姜片，上蒸锅蒸10分钟，取出。

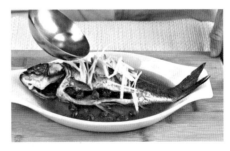

3 倒入蒸鱼豉油，鱼身上码放葱丝，淋热油即可。

133

芳香化湿药

草果

别名 草果仁、草果子、老蔻。

性味 味辛，性温。

归经 归脾、胃经。

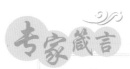

专家箴言

草果是常见的调味料，其辛温燥烈，气味浓厚，燥湿、温中之力较强，常用于脾胃寒湿内阻所致的脘腹冷痛、呕吐泄泻、舌苔浊腻，对治疗疟疾也有疗效。

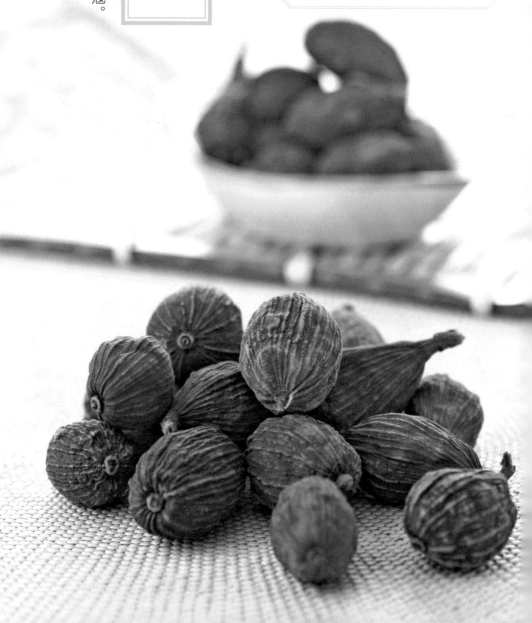

古籍说法

《饮膳正要》："治心腹痛，止呕，补胃，下气。"

《本经逢原》："除寒燥湿，开郁化食，利膈上痰，解面食、鱼、肉诸毒。"

《本草正义》："草果，辛温燥烈，善除寒湿而温燥中宫，故为脾胃寒湿主药。"

药材选料

本品为姜科植物草果的干燥成熟果实。以个大、饱满、表面红棕色者为佳。

生草果

草果可直接用于烹饪，也可用炒草果仁。草果仁炒制后比生用的健脾效果更好且更安全，适合脾胃寒湿较重者。

炒草果仁

常用搭配

草果单用有效，用于脾胃寒湿阻滞、脘腹胀满、疼痛及呕吐腹泻等症时，常与干姜、砂仁、草豆蔻等同用。

用法用量

草果作为调味料，一般用于炖肉煲汤，也可煎汁、浸酒、煮粥或入丸、散，用时捣碎。煎服用量在3~6克。

人群宜忌

适宜人群	不宜人群
✓ 寒湿偏盛所致脘腹冷痛、反胃、呕吐、泄痢、食积不化、饮食不香、痰饮胀满者	✗ 气虚或血亏体弱、无寒湿实邪者忌服，以免耗伤正气
✓ 由于山岚瘴气、秽浊湿邪所致疟疾者	✗ 阴虚血燥者不宜，以免温燥伤阴

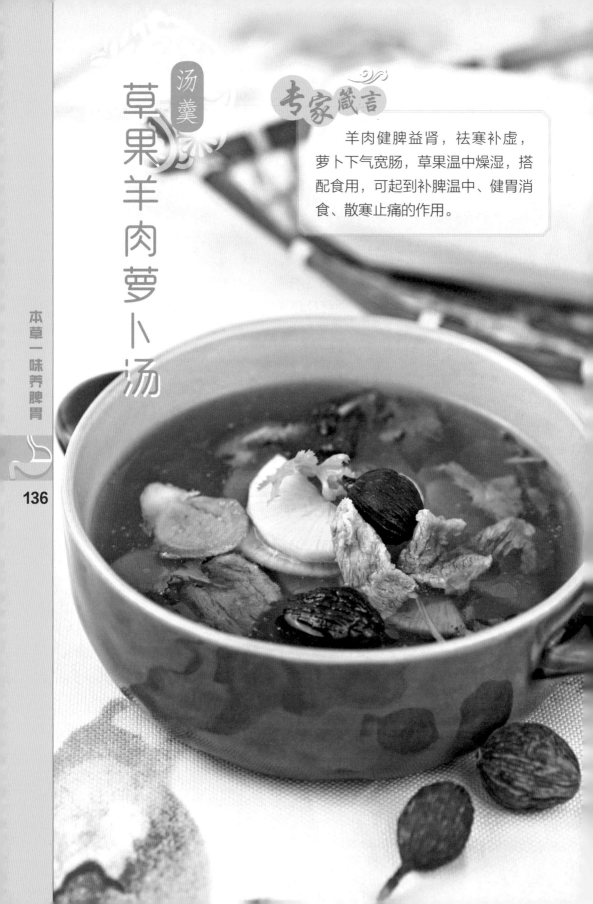

汤羹

草果羊肉萝卜汤

专家箴言

　　羊肉健脾益肾，祛寒补虚，萝卜下气宽肠，草果温中燥湿，搭配食用，可起到补脾温中、健胃消食、散寒止痛的作用。

材料

羊肉200克，白萝卜150克，草果5克，姜片10克，香菜段少许。

调料

料酒、淀粉各10克，胡椒粉、盐、醋各适量。

用法

随餐食用，吃肉喝汤。

宜忌

✓ 适合脾胃阳虚所致的脘腹冷痛、得温痛减、食滞不化、消化不良、腹泻呕吐、体倦乏力者。

✓ 身体瘦弱、腰膝酸软、肾虚腰痛者宜食用。

✓ 最宜冬季食用。

✗ 羊肉热性较大，暑热天、痰火湿盛、发热病人及热性病症者均不宜多吃。

做法

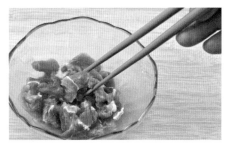

1 将羊肉洗净，切片，用料酒和淀粉抓匀上浆。

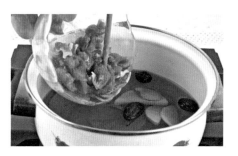

2 白萝卜切片后放入汤锅，加适量水煮沸，放入草果、姜片煮15分钟，倒入羊肉片，滑散，再煮沸时撇去浮沫。

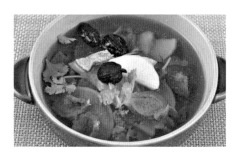

3 煮好的羊肉汤，加胡椒粉、盐、醋调味，撒上香菜段即成。

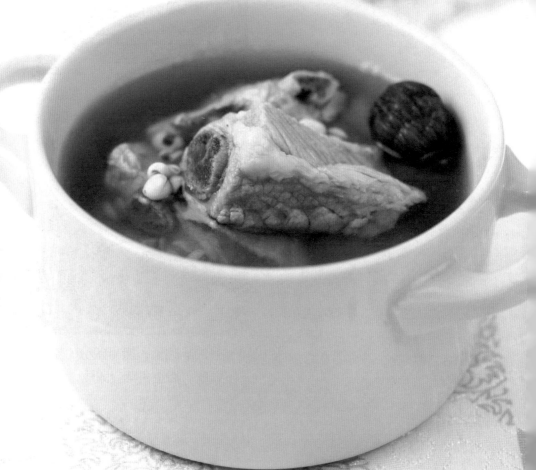

汤羹

果仁排骨汤

专家箴言

此汤有开郁化食、健脾止泻的功效。可作为病后体虚、消化不良及风湿性关节炎患者的保健食疗汤。

材料

猪小排500克，草果5克，薏苡仁20克。

调料

料酒、酱油各15克，白糖、盐、胡椒粉各适量。

用法

随餐食用，吃肉喝汤。

宜忌

☑ 适合脾胃虚弱所致的腹胀、腹泻、不思饮食者食用。

☑ 风寒湿痹所致的肢体疼痛、风湿性关节炎者宜食用。

☑ 四季皆宜食用。

✖ 气血亏虚、无寒湿实邪者不宜食用。

做法

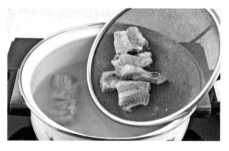

1 猪小排剁成小段，焯水后洗净。

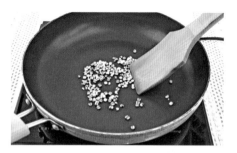

2 薏苡仁放在炒锅内，炒成黄色。

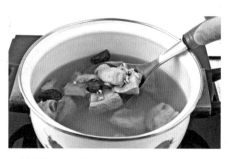

3 将排骨段放入锅中，加适量水烧开，撇去浮沫，放入草果、薏苡仁、白糖，倒入料酒和酱油，改小火煮1小时，加盐和胡椒粉调味即成。

豆蔻

别名 圆豆蔻、白豆蔻、紫蔻。

性味 味辛，性温。

归经 归肺、脾、胃经。

专家箴言

豆蔻有化湿行气、温中止呕、开胃消食的功效。常用于湿浊中阻、脾胃气滞、胸腹胀痛、湿温初起、胸闷不饥、寒湿呕吐、食积不消等。豆蔻是与砂仁功效相似的和中化湿药，豆蔻更善温胃止呕，而砂仁则偏重温脾止泻、化湿行气，二者也常配合使用。

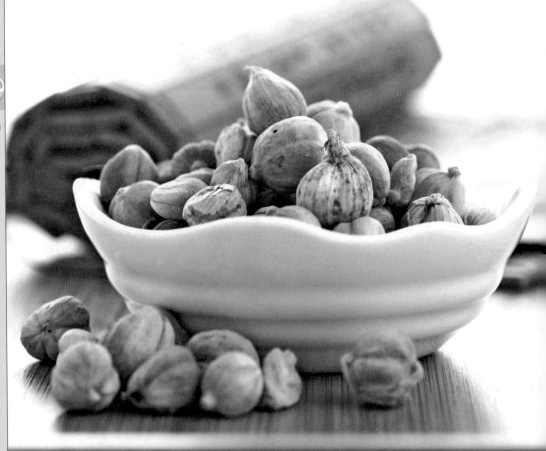

古籍说法

《开宝本草》："主积冷气，止吐逆反胃，消谷下气。"

《本草通玄》："白豆蔻，其功全在芳香之气，一经火炒，便减功力；即入汤液，但当研细，乘沸点服尤妙。"

药材选料

本品为姜科植物白豆蔻或爪哇白豆蔻的干燥成熟果实。以个大饱满、果皮薄而完整、气味浓厚者为佳。豆蔻与砂仁化湿功效相似，豆蔻温中偏重于暖胃而善止呕，砂仁温中重在暖脾而善止泻。

市场上另有一种小豆蔻，常当作豆蔻出售，但品质较差，不宜选用。

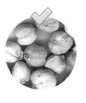

豆蔻
（白豆蔻）

小豆蔻

常用搭配

豆蔻常与功效相似的砂仁同用，或与藿香、陈皮合用以行气化湿，与黄芪、白术、人参合用以补虚行气。

用法用量

豆蔻也是常用的调味品，常用于炖肉煲汤，也可煎汁、煮粥或入丸、散。煎服用量在2~6克，入煎剂宜后下。

人群宜忌

适宜人群	不宜人群
✓ 脾虚湿阻气滞所致的胸腹胀满、食少无力、不思饮食、胸闷恶心、食积不消、胃腹胀痛者	✗ 阴虚血燥者慎用
✓ 胃寒湿阻气滞引起的呕吐最为适宜，也适合小儿胃寒、吐乳不食者	

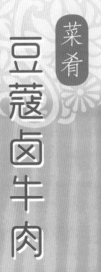

菜肴

豆蔻卤牛肉

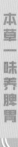
专家箴言

此菜可作为开胃凉菜食用，有温中益脾、养血补气的功效。常用于脾胃阳虚、脾弱血虚、脾胃不和者，也可用于手术前后的补阳调理。

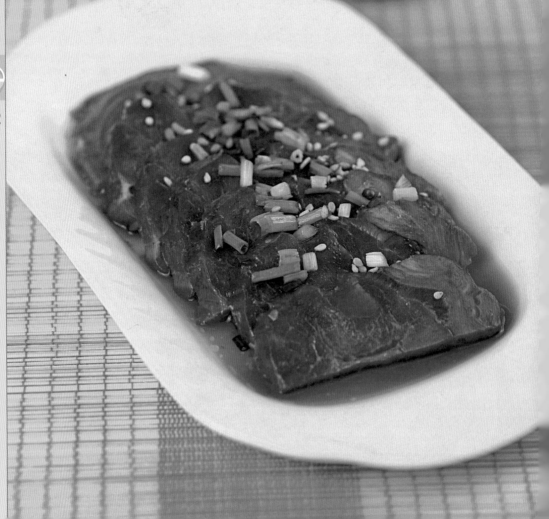

材料

牛肉1000克，豆蔻15克，熟芝麻、香葱末、香菜末各少许。

调料

生姜、花椒粉、山奈、小茴香、甘草、酱油、料酒、盐、生抽、米醋、香油各适量。

用法

随餐食用。

宜忌

✓ 适合脾胃阳虚所致的脘腹冷痛、气短神疲、食欲不振者及手术前后需补养调理者。

✓ 脾弱血虚所致的贫血、面色不华、倦怠乏力、体质虚弱、体形瘦削、筋骨不健、腰膝酸软者宜食用。

✓ 秋、冬季节食用牛肉，暖胃补益作用更佳。

✗ 阴虚内热、有热证者不宜多吃。

做法

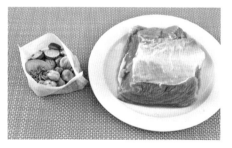

1 将牛肉洗净，切成大块；豆蔻、生姜、花椒粉、山奈、小茴香、甘草放入调料袋中。

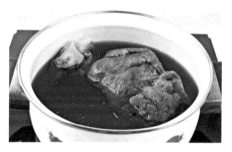

2 锅中加清水，放入牛肉和调料袋，大火煮沸，撇去浮沫，再加酱油、料酒、盐，改小火煮至牛肉熟烂，捞起牛肉，晾凉。

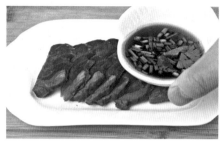

3 卤好的牛肉切成片，码盘；用生抽、米醋、香油、香葱末和香菜末调成味汁浇在牛肉片上，撒上熟芝麻即成。

豆蔻炖乌鸡

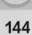

专家箴言

乌骨鸡的营养价值远高于普通鸡，是我国特有的药用珍禽。此方出自《本草纲目》，有温脾止泻、补虚的功效，对各种脾虚滑泻症状均有一定的食疗效果。

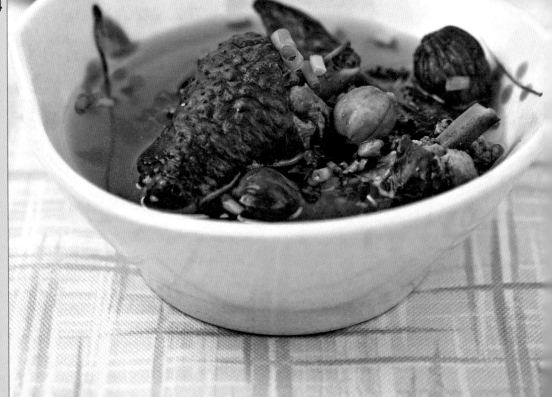

材料

净乌骨鸡500克，豆蔻30克，草果10克，香葱末少许。

调料

料酒、酱油各15克，白糖、盐、胡椒粉各适量。

用法

随餐食用，吃肉喝汤。

宜忌

✓ 适合脾虚所致的不思饮食、便溏、泄泻者。

✓ 有血虚体弱、畏寒怕冷、面色萎黄、手脚冰凉、四肢倦怠、形体消瘦者也宜食用。

✓ 适合冬季食用。

✗ 感冒发热、咳嗽多痰或湿热内蕴而见食少、腹胀者，有急性菌痢肠炎者忌食。

做法

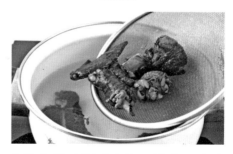

1 将乌骨鸡剁成小块，焯水后清洗干净。

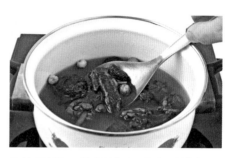

2 将豆蔻、草果炒出香味后放入汤锅，加入适量水，放入乌鸡块，煮沸后撇去浮沫，倒入料酒和酱油，改小火煮1小时，至肉烂汤浓时，加盐调味。

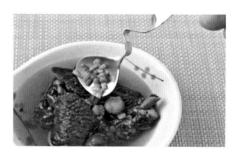

3 做好的乌鸡汤盛入碗中，加入胡椒粉和香葱末即可。

145

豆蔻肚条汤

汤羹

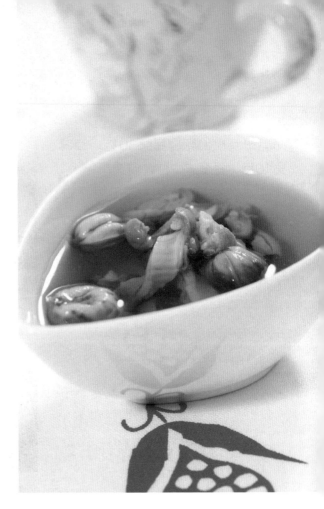

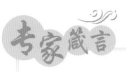
专家箴言

此汤有温补脾胃、开胃助食、燥湿行气的功效，对改善脾胃虚寒气滞、消化不良非常有效。

宜忌

✓ 适合脾胃虚寒气滞所致的不思饮食、腹胀、腹痛、食少、食积不化、呕吐者食用。

✓ 四季皆宜食用。

✗ 阴虚内热者不宜。

✗ 高脂血症者不宜多吃猪肚。

材料

猪肚200克，豆蔻15克。

调料

酱油、料酒、白糖、盐、胡椒粉各适量。

做法

1 将猪肚焯水后切成条。

2 锅中放入猪肚条和适量水烧开，撇去浮沫，加入豆蔻、酱油、料酒、白糖，改小火煮1小时，放盐、胡椒粉即可。

用法

随餐食用，吃猪肚喝汤。

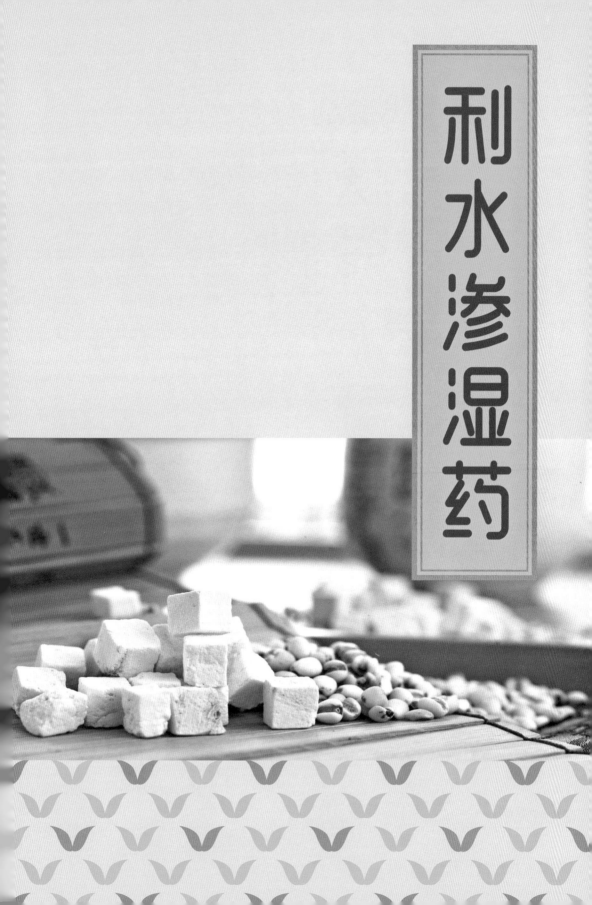

利水渗湿药

利水渗湿药

茯苓

别名 茯菟、云苓、白茯苓。

性味 味甘、淡，性平。

归经 归心、脾、肾经。

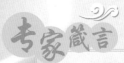

专家藏言

茯苓是利水消肿的要药，能健脾渗湿而止泻，尤其适用于脾虚湿盛泄泻者，且茯苓味甘，入脾经，能健脾补中，常用于脾胃虚弱、倦怠乏力、食少便溏、脾虚水肿等症。

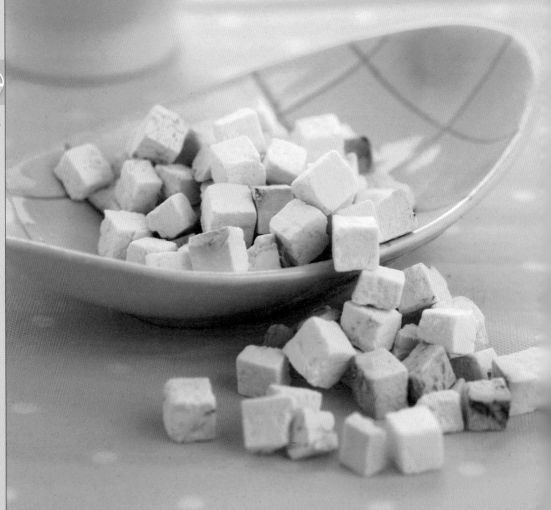

古籍说法

《神农本草经》："主胸胁逆气，忧恚惊邪恐悸，心下结痛，寒热烦满，咳逆，口焦舌干，利小便。久服安魂、养神、不饥、延年。"

《药品化义》："白茯苓，味独甘淡，甘则能补，淡则能渗……主治脾胃不和，泄泻腹胀，胸胁逆气，忧思烦满，胎气少安，魂魄惊跳，膈间痰气。"

药材选料

本品为多孔菌科真菌茯苓的干燥菌核。白茯苓一般均切块或切片出售，都可以使用，以色白、细腻而有粉滑感、质松脆、易折断破碎者为佳。如果用于制作面食或调羹、含服，可选择已经磨研的茯苓粉，使用起来更加方便。

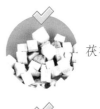
茯苓块

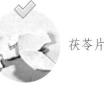
茯苓片

常用搭配

茯苓可单用，也可与山药、白术、薏苡仁、甘草等合用，以增强健脾胃、除湿邪、止泄泻的效果。

用法用量

茯苓可泡茶饮、煎汤、浸酒、煮粥、制作面点，或入膏、丸、散，久服有效。煎服用量在10～15克。

人群宜忌

适宜人群	不宜人群
✓ 脾虚湿盛、水湿内停及脾胃虚弱所致的食少、便溏、泄泻、呕逆、水肿尿少、倦怠乏力者	✗ 津液干枯、虚寒精滑者忌服
✓ 各种原因引起的水肿者	
✓ 心脾两虚、气血不足所致心神不安、惊悸失眠者	

茯苓粳米粥

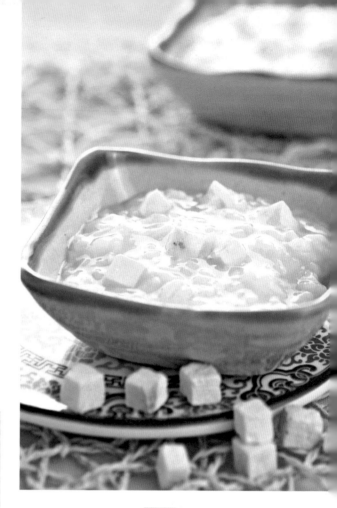

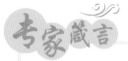专家箴言

此粥为传统养生保健粥,有补益脾肾、利水除湿、宁心安神的功效,最宜脾虚湿盛、老年浮肿者久服,既利水,又补养身体。

宜忌

- ✓ 适合脾虚引起的体倦、食少便溏者,或水湿偏盛所致的小便不利、水肿者。
- ✓ 脾虚肥胖、烦躁失眠、心悸神衰者也宜常食。
- ✓ 老人常食可消浮肿、抗衰老、益心智。
- ✓ 夏季食用尤佳。

- ✗ 津液干枯、虚寒精滑、气虚下陷者忌服。

材料

白茯苓15克,粳米100克。

调料

白糖适量。

做法

先将粳米淘洗干净,放入锅中,加适量水煮沸,放入白茯苓,煮至粥成。食用时加白糖调味。

用法

每日早、晚温热食用。

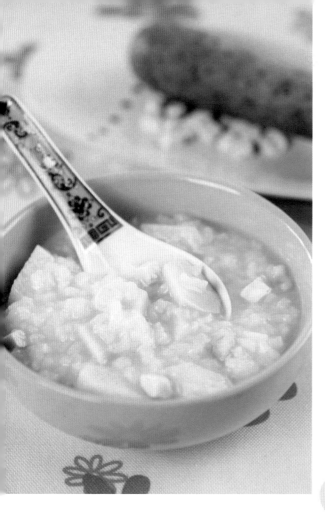

主食

茯苓山药粥

此粥有健脾利湿的功效，尤其适合老年脾胃虚弱、水湿内蕴者。

材料

茯苓20克，粳米、鲜山药各100克。

调料

盐、味精、胡椒粉各适量。

做法

1 山药去皮，洗净，切块；粳米淘洗干净。

2 将粳米与茯苓一起放入锅中，加适量水，小火煮20分钟，放入山药块续煮10分钟，加调料调味即可。

用法

每日早、晚空腹温热食用。

宜忌

✓ 适合脾胃虚弱、水湿内蕴、饮食减少、大便溏薄者。

✓ 老年性浮肿、小便不利、肥胖症者宜食用。

✓ 四季皆可食用。

✗ 便秘、津干及小便失禁者不宜多吃。

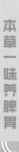

主食

茯苓香菇饭

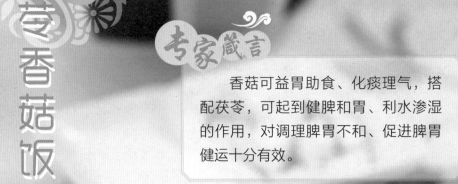

专家箴言

香菇可益胃助食、化痰理气，搭配茯苓，可起到健脾和胃、利水渗湿的作用，对调理脾胃不和、促进脾胃健运十分有效。

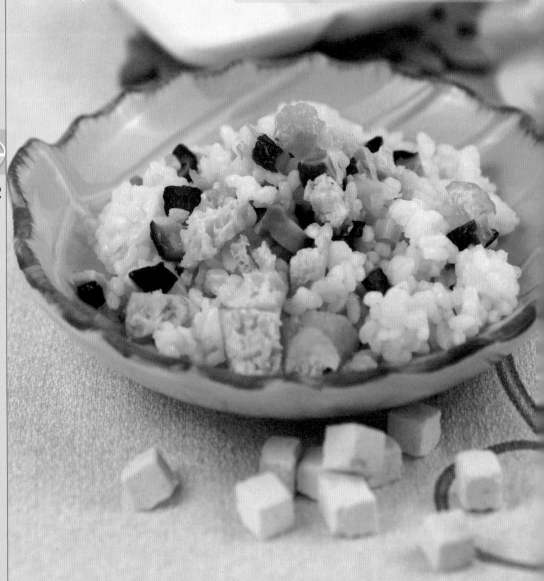

材料

米饭150克，茯苓粉、干香菇各15克，油豆腐50克，葱花少许。

调料

香油10克，盐、胡椒粉各适量。

用法

作正餐主食食用。

宜忌

✓ 适合脾胃不和所致的食欲缺乏、脾虚浮肿、小便不利、大便溏薄者食用。

✓ 四季皆宜食用。

✗ 津液干枯、虚寒精滑、小便多者不宜食用。

✗ 香菇中的嘌呤含量偏高，痛风患者不宜多吃。

做法

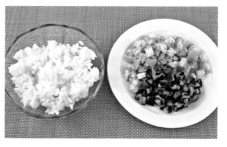

1 干香菇泡发，洗净，切成小丁；油豆腐切成小丁；米饭打散。

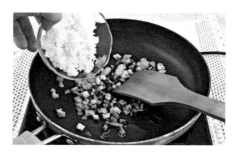

2 锅中倒油烧热，下葱花炒香，放香菇丁、油豆腐丁和米饭翻炒。

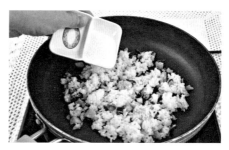

3 加入茯苓粉，继续翻炒至熟，放入各调料炒匀即可出锅。

153

茯苓膏

膏方

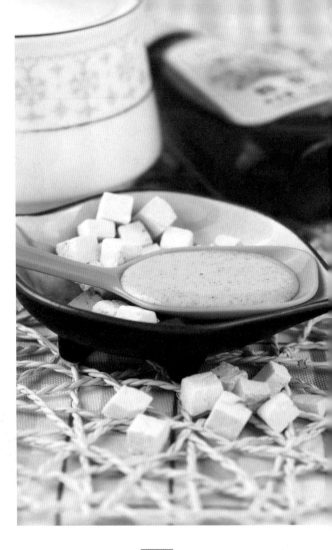

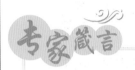

专家箴言

常服此膏，可起到健脾和胃、利水渗湿的作用，脾虚湿盛者可常服、久服，对缓解各种不适非常有益。

宜忌

✓ 适合脾虚湿盛所致的食少乏力、身重如裹、大便溏薄者服用。

✓ 老年性水肿、肥胖症及癌症患者均宜服用。

✓ 四季皆可服用。

✗ 尿多尿频、虚寒精滑者忌服。

材料

茯苓500克，蜂蜜适量。

做法

1 将茯苓研为细粉。

2 将蜂蜜放入锅中，加适量水，边熬边搅，加入茯苓粉，至充分混合，趁热倒入瓶中，晾凉后加盖密封储存。

用法

每次取出1勺茯苓膏，用白开水化开服用。

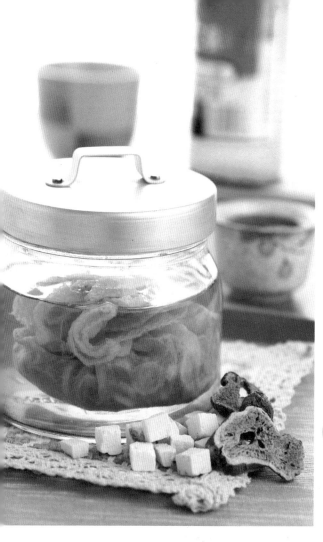

苓术酒

泡酒

专家箴言

此酒可补脾燥湿、和中祛痰，常用于脾气亏虚、水湿内停引起的各种肠胃不适证，也有抗衰老的作用。

材料

茯苓50克，白术30克，白酒500毫升。

做法

1 将茯苓、白术稍捣，装入药袋，封好口。
2 将药袋置于干净瓶中，倒入白酒，加盖密封，置于阴凉干燥处，其间常摇动瓶子，10~15天后可开封饮用。

用法

每日早、中、晚各空腹饮用10~15毫升。

宜忌

✓ 适合脾虚湿滞所致的食少腹胀、消化不良、泄泻、小便不利、肢体浮肿者常饮。
✓ 四季皆宜饮用。

✖ 津液干枯躁渴者及不宜饮酒者慎用。

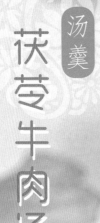

汤羹
茯苓牛肉汤

专家箴言

此汤有健脾益气、利湿宁神的功效，可缓解脾虚湿盛、脾气虚弱等引起的各种不适，并对脾胃不和引起的心烦失眠有很好的调治作用。

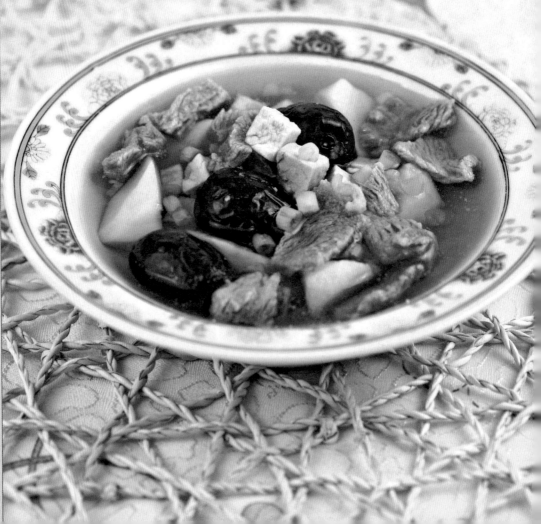

材料

茯苓、大枣（去核）各15克，鲜山药100克，牛肉150克。

调料

料酒、淀粉各10克，香葱末、盐各适量。

用法

随餐食用，吃肉喝汤，连食1周。

宜忌

- ✓ 适合脾虚湿盛所致的食少、身重、下肢浮肿、大便溏稀、神疲乏力、体瘦虚弱、筋骨不健者食用。
- ✓ 脾胃不和所致的心烦失眠、睡卧不安者宜食用。
- ✓ 病后需调养、补虚者宜食用。
- ✓ 适合秋、冬季节食用。

- ✗ 有实热、便秘者不宜多吃。

做法

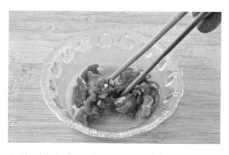

1 牛肉洗净，切片，用料酒、淀粉抓匀上浆。

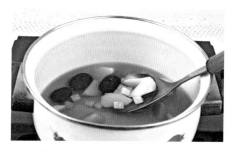

2 山药去皮，切块，和茯苓、大枣一起放入汤锅，加适量水，小火煮20分钟。

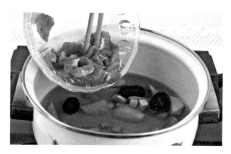

3 放入牛肉片，滑散，再煮沸时撇去浮沫，加盐调味，盛入碗中，撒上香葱末即可。

利水渗湿药

薏苡仁

别名 薏苡、苡米、薏米、薏仁米、沟子米。

性味 味甘、淡，性凉。

归经 归胃、脾、肺经。

专家箴言

薏苡仁有利水消肿、渗湿、健脾、除痹、清热排脓的功效，常用于脾虚湿盛所致水肿腹胀、小便不利、泄泻等。薏苡仁与茯苓功效相似，但薏苡仁性凉清热，茯苓性平安神，可根据自身需要选择。

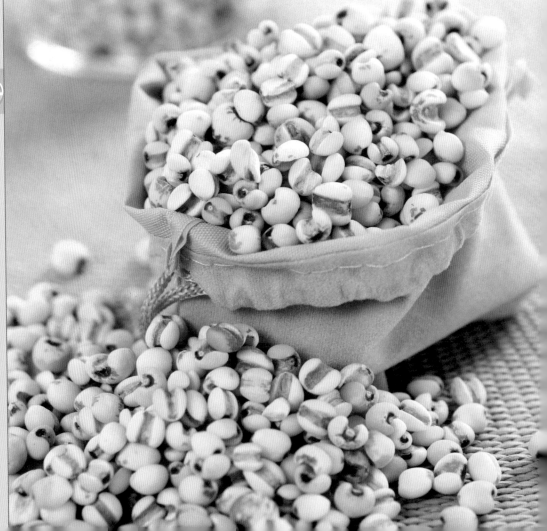

古籍说法

《神农本草经》："主筋急拘挛，不可屈伸，风湿痹，下气。"

《本草纲目》："薏苡仁，阳明药也，能健脾益胃。虚则补其母，故肺痿、肺痈用之。筋骨之病，以治阳明为本，故拘挛筋急、风痹者用之。土能胜水除湿，故泄泻、水肿用之。"

药材选料

本品为禾本科植物薏苡的干燥成熟种仁。以粒大、饱满、色白、完整者为佳。生薏苡仁清热除湿功效强，水肿、小便不利者最宜。炒薏苡仁健脾止泻效果好，脾虚泄泻者最宜。如果用于制作面食，也可以买打好的薏苡仁粉，使用起来更加方便。

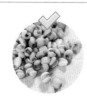

生薏苡仁

炒薏苡仁

常用搭配

薏苡仁用于脾虚湿盛泄泻、水肿腹胀时，既可单用，也可与人参、茯苓、白术、黄芪等药材合用。

用法用量

可煮粥、做羹、泡饮煎汤或入丸、散。煎服用量在10～30克。本品药力平缓，宜多服久服见效。

人群宜忌

适宜人群	不宜人群
✓ 脾虚湿盛所致的泄泻、水肿腹胀、小便不利、脚气浮肿者	✗ 津液不足、大便燥结者慎用
✓ 风湿痹痛、湿温初起者	✗ 本品有滑利作用，孕妇不宜
✓ 肺痈胸痛、咳吐脓痰、肠痈者	

山药苡仁粥

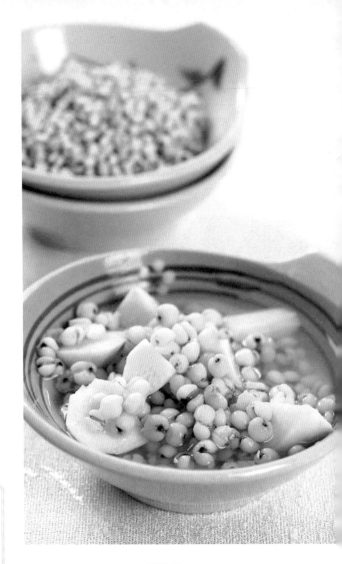

专家箴言

此粥有健脾固肾、益气养阴、止泻止带的功效，常食还有帮助消化、稳定血糖的作用。

宜忌

✓ 适合脾虚食少、便溏、腹泻、腹胀、消化不良者。

✓ 有肾虚遗精、带下、老年浮肿者也宜多食。

✓ 四季皆可，冬季尤宜。

✗ 津液干枯、大便秘结者及孕妇不宜多吃。

材料

薏苡仁50克，鲜山药150克。

做法

1 将山药去皮，洗净，切块。

2 薏苡仁淘洗干净，与山药一起放入锅中，加适量水，共煮成粥。

用法

每日早、晚温热食用。

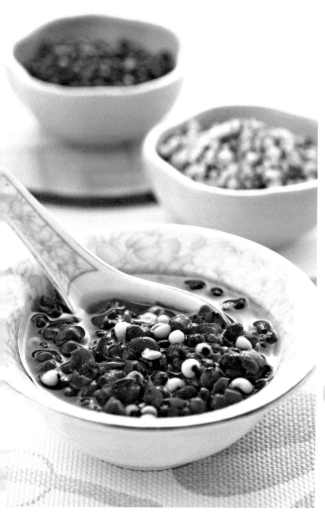

主食

薏米赤豆粥

专家箴言

赤小豆利水除湿，搭配薏苡仁，能增强健脾渗湿、利水消肿的功效，常用于气虚水肿。

材料

薏苡仁60克，赤小豆30~50克。

做法

1 先将赤小豆放入砂锅中，加适量水，煮至豆皮开裂。

2 再下入薏苡仁，续煮至豆烂、米熟即可。

用法

每日早、晚温热食用。

宜忌

✓ 适合各类水肿者，尤其是脾气虚弱、湿盛所致的下肢水肿、乏力气短、食少腹胀、心悸头晕者食用。

✓ 四季皆宜食用。

✗ 此粥利尿作用较强，津液不足、大便燥结、尿频尿多、遗尿者慎用。

✗ 孕期水肿者不宜。

苡仁酥鸭粥

专家箴言

此粥取材丰富，全部都是健脾食材，搭配在一起，可以起到补脾健胃、益气养阴的功效，对脾虚、肾虚等诸症均有调养作用，是中老年人及体虚者的补益良方。

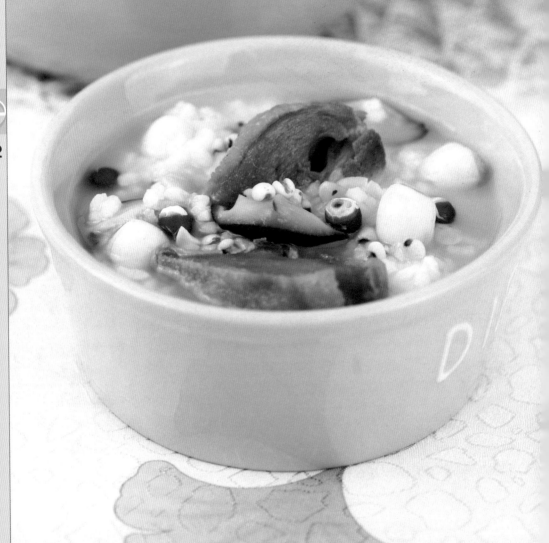

材料

卤鸭子200克，粳米100克，薏苡仁30克，去心莲子、芡实、白扁豆、水发香菇各20克。

调料

白胡椒粉、盐各适量。

用法

随餐食用，吃肉喝汤。

宜忌

✓ 适合脾虚呕逆、泄泻、水肿、食少乏力、倦怠神疲者食用。

✓ 脾虚兼有肾阴亏损、心烦失眠、骨蒸劳热、遗精、赤白带下者宜食用。

✓ 四季皆宜食用。

✗ 食积、气滞者不宜多吃。

做法

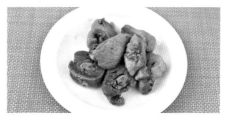

1 将卤鸭子斩成块，下入热油中炸酥，沥油备用。

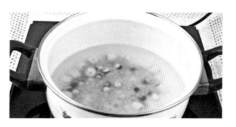

2 薏苡仁、去心莲子、芡实、白扁豆一起放入锅中，加适量水，煮30分钟。

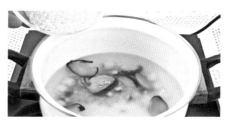

3 香菇切成片放入锅中，倒入粳米，续煮30分钟至粥成，加入白胡椒粉和盐调味。

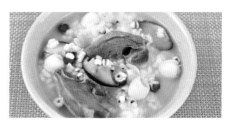

4 将粥盛入碗中，放入炸好的鸭块即可以食用。

薏米茯苓粥

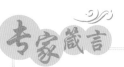

专家箴言

　　此粥可健脾、补肺、祛痰，适合脾虚湿盛、脾肺两虚者日常保健食用。

宜忌

✔ 适合脾虚湿盛所致的食少、腹胀、小便不利、水肿、乏力者。

✔ 脾肾两虚所致的咳痰气短、心悸者宜食用。

✔ 夏、秋季食用尤佳。

✘ 尿频、尿多、津液干枯者及孕妇不宜多吃。

材料

薏苡仁、白茯苓各20克，糯米100克。

做法

1 薏苡仁、白茯苓一起放入锅中，加适量水，煮30分钟。

2 倒入粳米，续煮30分钟至粥成。

用法

每日早、晚温热食用。

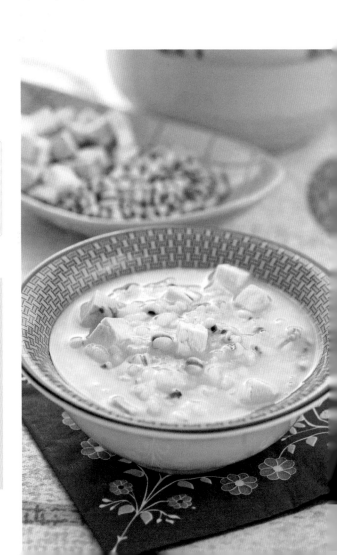

汤羹

陈皮薏苡仁汤

【材料】

薏苡仁30克，陈皮15克。

【调料】

白糖适量。

【做法】

将薏苡仁、陈皮分别洗净，都放入砂锅中，加适量水，小火煮30分钟，加入白糖调味即可。

【用法】

随餐饮用，吃薏苡仁，喝汤。

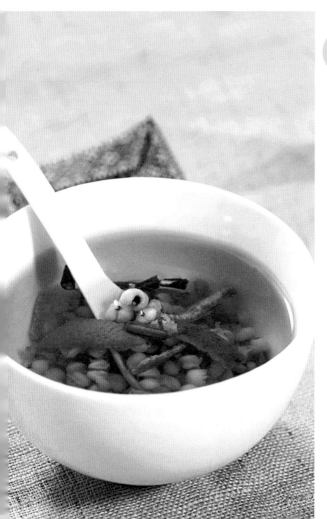

专家箴言

薏苡仁利水渗湿，陈皮健脾理气，合用可起到祛水湿、消气滞的作用，有助于脾胃健运，提高消化功能。

【宜忌】

✓ 适合脾虚湿盛、气滞所致的腹胀、腹痛、食积不化、恶心呕吐、泄泻、水肿、消化不良者食用。

✓ 夏季饮用尤佳。

✗ 气虚、津液不足者及孕妇不宜多饮。

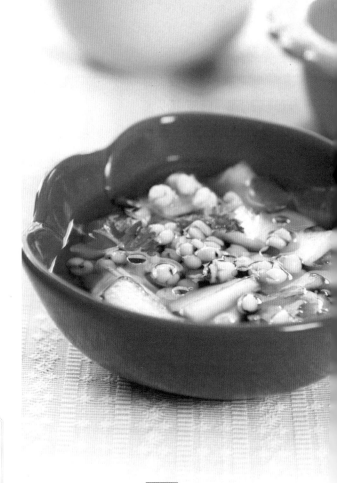

汤羹 冬瓜苡仁汤

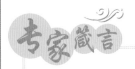
专家箴言

冬瓜可清热、利水、消肿，搭配薏苡仁，可起到健脾运、除水湿、消水肿的作用，常用于脾虚水肿者的辅助治疗。

宜忌

✓ 适合脾虚湿盛所致的水肿腹胀、小便不利、泄泻、脚气浮肿者食用。

✓ 心脏性水肿、肝腹水、肾炎水肿等各类水肿者及肥胖、三高者均宜。

✓ 夏季食用尤佳。

✗ 尿频、尿多者慎服。

材料

薏苡仁30克，冬瓜150克，香菜段少许。

调料

生抽10克，盐、鸡精、香油各适量。

做法

1 薏苡仁洗净；冬瓜去皮、瓤，切成厚片。

2 煮锅中放入薏米，加适量水，煮30分钟，倒入冬瓜续煮10分钟，放入调味料，盛入碗中，撒上香菜段即可。

用法

随餐食用。

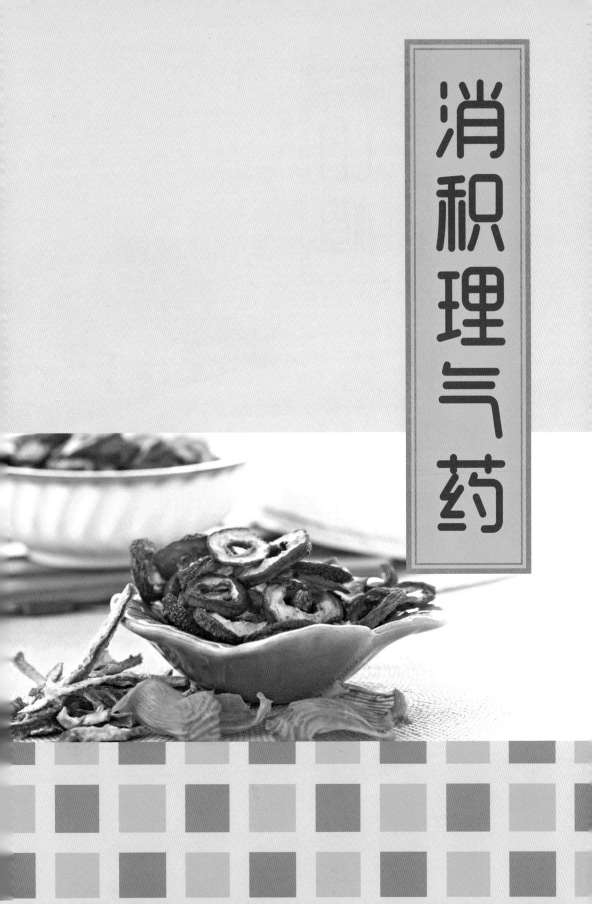

消积理气药

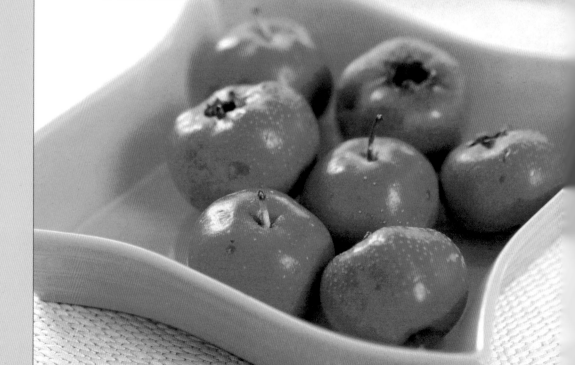

山楂

别名 山里红果、酸枣。

性味 味酸、甘，性微温。

归经 归脾、胃、肝经。

专家箴言

山楂有消食化积、行气散瘀的功效，善治各种饮食积滞，尤其对消化油腻肉食积滞特别有效。此外，还常用于胃脘胀满、泻痢腹痛、瘀血胸腹痛、痛经等。

古籍说法

《本草纲目》："化饮食，消肉积、癥瘕，痰饮痞满吞酸，滞血胀痛。"

《日用本草》："化食积，行结气，健胃宽膈，消血痞气块。"

药材选料

本品为蔷薇科植物山里红或山楂的干燥成熟果实。生山楂（包括鲜品和干品）、炒山楂多用于消食散瘀，焦山楂多用于止泻痢。炒过的山楂比生山楂对肠胃的刺激性小，可避免出现胃酸、腹痛等问题，适合脾胃虚弱者。可根据个人情况选择。

 生鲜山楂　　 炒山楂　　 焦山楂

常用搭配

山楂单用即有很好的疗效，也可与莱菔子、谷芽、神曲、麦芽、陈皮、鸡内金等搭配，增强消食化积的功效。

用法用量

山楂可煎汤、泡茶、煮粥、制作糕点或入丸、散。煎服用量在10~15克，大剂量30克。

人群宜忌

适宜人群	不宜人群
✓ 肉食积滞不消所致脘腹胀满、嗳气吞酸、腹痛便溏者，小儿乳食积滞者	✗ 山楂只消不补，故脾胃虚弱而无积滞者应慎服
✓ 泄痢腹痛、疝气痛者	
✓ 对瘀滞胸胁痛、痛经、瘀血经闭、产后瘀阻者，有辅疗作用	✗ 胃酸分泌过多者不宜

山楂红糖饮

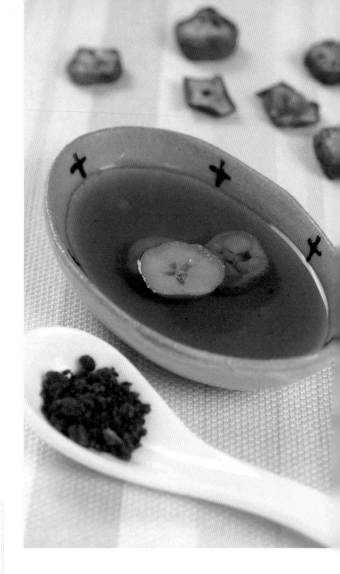

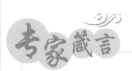专家箴言

此饮有消食、止泻、补虚、止痛的功效，可用于食积、水泻、痛经等症。

宜忌

✓ 适用于食积不化、肉食油腻、消化不良、水泻者饮用。

✓ 女性月经不调、瘀血腹痛、痛经者宜饮用。

✓ 四季皆宜饮用。

✗ 气虚及胃酸过多者不宜。

材料

山楂干20克，红糖15克。

做法

将山楂干放入锅中，加适量水煮10分钟，加入红糖调拌均匀即可。

用法

随餐或餐后饮用。

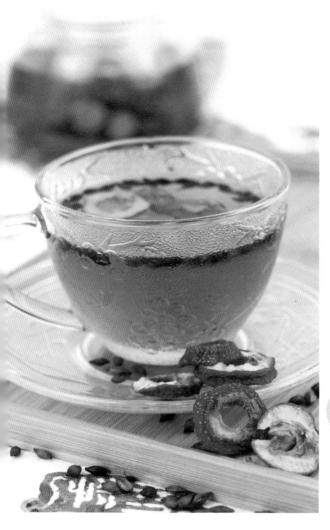

山楂麦芽茶

专家藏言

　　此茶是消食化滞的良方。山楂善消肉食之积，麦芽善消面食之积，合用功效更强。

材料

山楂干3克，炒麦芽10克，红糖适量。

做法

将所有材料放入杯中，冲入沸水，浸泡20分钟后即可饮用。

用法

每日代茶饮，1日2~3剂。

宜忌

✓ 适合饮食失节、食滞停积所致的脘腹胀满、呕吐、嗳腐吞酸、食后即吐、吐出食谷不化之饮食、其味酸臭者，也适合小儿食积腹胀者。

✓ 四季皆宜饮用。

✗ 胃酸过多及气虚者不宜。

茶饮

山楂陈皮茶

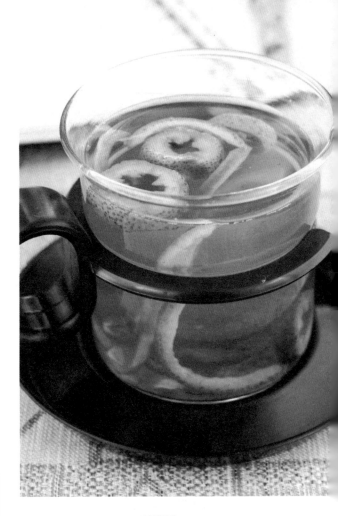

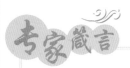

专家箴言

红茶本身就是和胃消积的天然良药，搭配山楂和陈皮，可增强消食理气、促进消化的作用。

宜忌

✓ 适合食积不化、气滞腹胀、饮食油腻、肥胖、血压、血脂偏高者常饮。

✓ 四季皆可，冬季尤宜。

✗ 气虚、胃酸过多、有溃疡病者不宜多饮。

材料

山楂干5克，陈皮2克，袋装红茶1包。

做法

将山楂干、陈皮、袋装红茶放入杯中，冲入沸水，浸泡10分钟即可饮用。

用法

每日代茶频饮，1日内饮完，每日1泡。

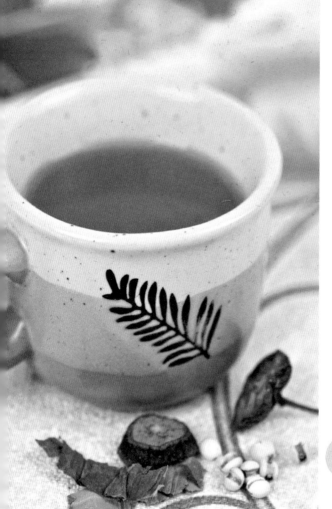

山楂荷叶苡仁茶

专家藏言

山楂消食化积，荷叶、薏苡仁利水消肿，搭配饮用，可促进消化和代谢，通利大小便。

材料

山楂干、干荷叶、薏苡仁各15克。

做法

将所有材料放入砂锅中，煎汤取汁，去渣后饮用。

用法

每日1剂，代茶频饮。也可直接用水冲泡代茶饮。

宜忌

✓ 适合饮食油腻不化、食积腹胀腹痛、便秘、小便不利、湿盛水肿、肥胖者。

✓ 夏季饮用效果尤佳。

✗ 气虚泄泻、尿频、尿多、津液干枯、虚劳羸瘦者均不宜饮用。

山楂粥

主食

材料

山楂30克，粳米100克。

调料

白糖10克。

做法

将山楂洗净，连同淘净的粳米一起放入锅中，加水煮成粥，粥成前调入白糖拌匀，稍煮即成。

用法

随餐食用，午餐最宜。

专家箴言

此方有消食积、行结气、散瘀血的功效，对促进消化、降压降脂都非常有益。

宜忌

✓ 适合食积停滞、脘腹胀满、胃口欠佳者及高血压、冠心病等心血管疾病患者常食。

✓ 四季皆宜食用。

✗ 此粥酸性强，不宜空腹食用，脾胃气虚者慎食。

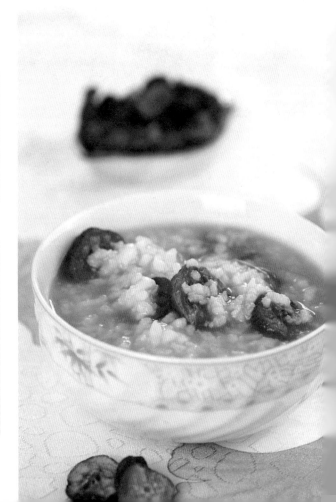

山楂糕

材料

鲜山楂500克，琼脂适量。

调料

白糖100克。

做法

1 将山楂加水蒸烂，去皮、核，放入搅拌机打成极细的果泥。

2 加适量水，放入白糖，小火煮开，加入琼脂，待琼脂溶化，晾温后盛入容器内，放冰箱冷藏2小时即成。

用法

不拘时常食。

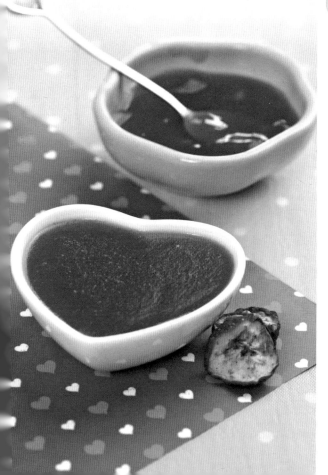

专家箴言

此糕有消食导滞、化瘀止痛的功效，尤其对食积、肉积、小儿疳积有特效，而且酸甜可口，是日常消食良方。

宜忌

✓ 适合肉食过度、饮食油腻、脘腹胀满、消化不良者常食。

✓ 小儿疳积者宜食用。

✓ 四季皆宜食用。

✗ 不宜空腹食用，胃酸过多、脾气虚弱者不宜。

山楂白术陈皮膏

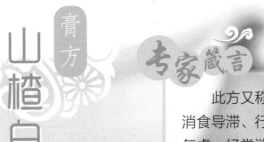

专家箴言

此方又称为"楂术膏"，既可消食导滞、行气健脾，又能补脾胃气虚，经常消化不良者可常备，久服常服见效。

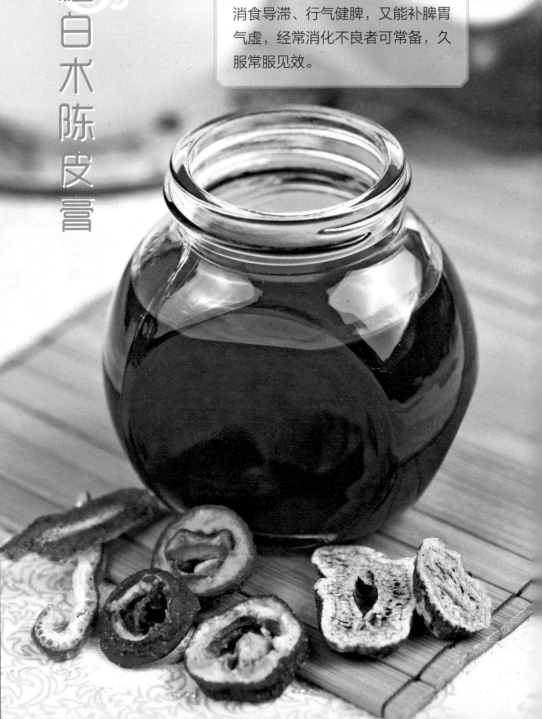

材料

山楂500克，白术300克，陈皮120克，蜂蜜适量。

白术

陈皮

山楂

用法

每次服用15~30克，每日2次。

宜忌

✓ 适合消化不良、饮食积滞、脘腹胀满、气滞腹痛、不思饮食、食少、神疲乏力、呕吐、腹泻、脾湿水肿者。

✓ 男女老少脾胃虚弱者皆宜，小儿疳积者也宜服用。

✓ 四季皆宜服用。

做法

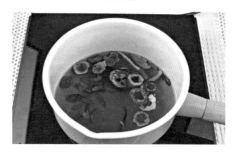

1 将山楂、白术、陈皮放入锅中，加适量水，煎汤取汁；再次加水，煎汤取汁。

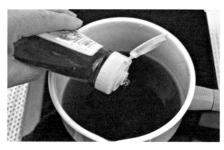

2 将两次的煎汁合并，重入锅中熬煮，兑入蜂蜜。

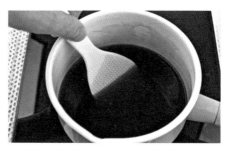

3 边煮边搅拌，至浓稠成膏即成，装瓶密封保存。

鸡内金

别名 鸡肫皮、鸡黄皮、鸡胗胵、鸡嗉子、鸡合子。

性味 味甘，性平。

归经 归脾、胃、小肠、膀胱经。

专家藏言

鸡内金消食化积的作用较强，并可健运脾胃，是消食导滞的要药，广泛用于米面薯蓣乳肉等各种食积症，能有效改善食积不消、呕吐、泄痢等症状，也是治疗小儿疳积的良药。

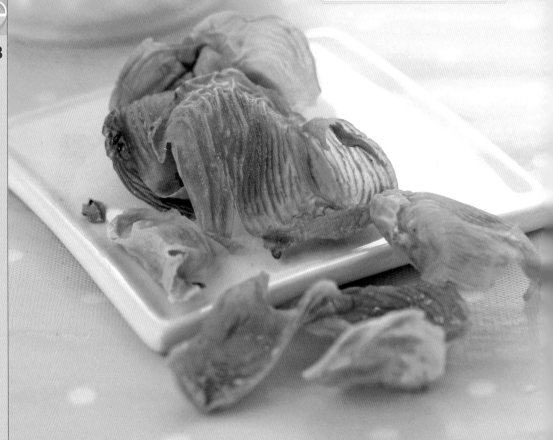

古籍说法

《神农本草经》："主泄利。"

《医学衷中参西录》："鸡内金，鸡之脾胃也……中有瓷、石、铜、铁皆能消化，其善化淤积可知。"

《滇南本草》："宽中健脾，消食磨胃。治小儿乳食结滞，肚大筋青，痞积疳积。"

药材选料

本品为雉科动物家鸡的干燥沙囊内壁。以干燥、完整、个大、色黄者为佳。生鸡内金化结石作用更好；炒鸡内金为用沙子炒过的鸡内金，健脾消食导滞功效增强。一般用于药膳时均以研末服用为佳。

生鸡内金

炒鸡内金

常用搭配

对于食积较轻者，单味鸡内金研末服用即有效。如果积滞较重，可搭配山楂、麦芽同用。若与白术、山药、使君子等同用，可治小儿脾虚疳积。

用法用量

鸡内金研末服效果比煎剂好，一般可煮粥或入丸、散。煎服用量在5~15克，研末服每次2~4克。

人群宜忌

适宜人群	不宜人群
✓各类食物消化不良、饮食积滞引起的反胃吐食、完谷不化、泄泻下利者	✗脾虚无积滞者慎服
✓小儿脾虚疳积、消化不良、乳食积滞者	
✓泌尿系统结石、胆结石、肾虚遗精、遗尿者	

主食

鸡内金粥

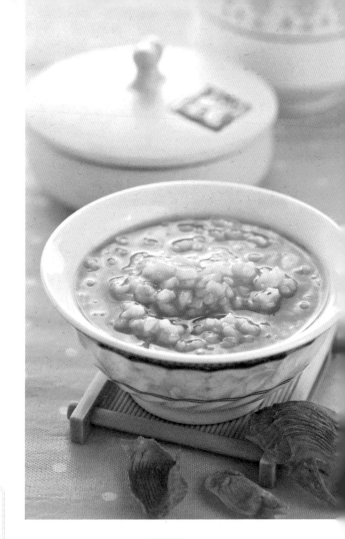

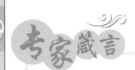
专家箴言

此方出自《寿世新编》，有健脾益胃、消食磨积的功效，最宜脾胃伤食者食用。

宜忌

✓ 适合脾胃伤食所致的胃痛、脘腹胀满、嗳腐吞酸、吐食或吐未消化之食、大便不爽者。

✓ 四季皆宜食用。

✗ 脾气虚弱、无积滞者不宜。

材料

鸡内金6克，粳米100克。

做法

1 将鸡内金用小火炒至黄褐色，研成细粉。

2 粳米淘洗干净，放入锅中，加适量水，煮至粥成，兑入鸡内金粉，略煮即可。

用法

每日早、晚温热食用。

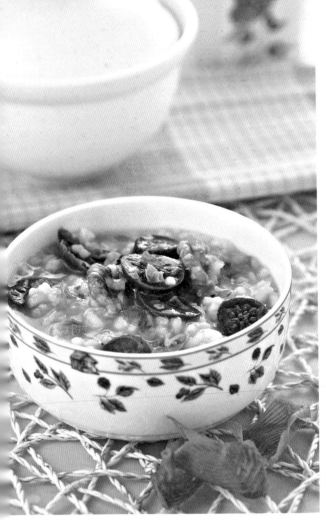

材料

鸡内金20克，鲜山楂60克，核桃仁15克，橘皮20克，粳米100克。

做法

1 橘皮放在料包中；粳米淘洗干净；鸡内金切碎；鲜山楂去核、切片。

2 将鸡内金、鲜山楂、核桃仁、橘皮料包与粳米一起放入砂锅内，加适量水煮沸，再改小火煮至米烂。捞除橘皮料包，盛出。

用法

每日早、晚温热食用。

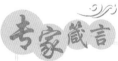

专家箴言

此粥有消食导滞、理气补虚的功效，是辅助治疗胃石症及食积腹痛的食疗良方。

宜忌

✓ 适合饮食积滞、脘腹胀痛、呕吐、胃石症、浅表性胃炎和胃溃疡者食用。

✓ 四季皆宜食用。

✗ 脾胃气虚及胃酸过多者不宜多食。

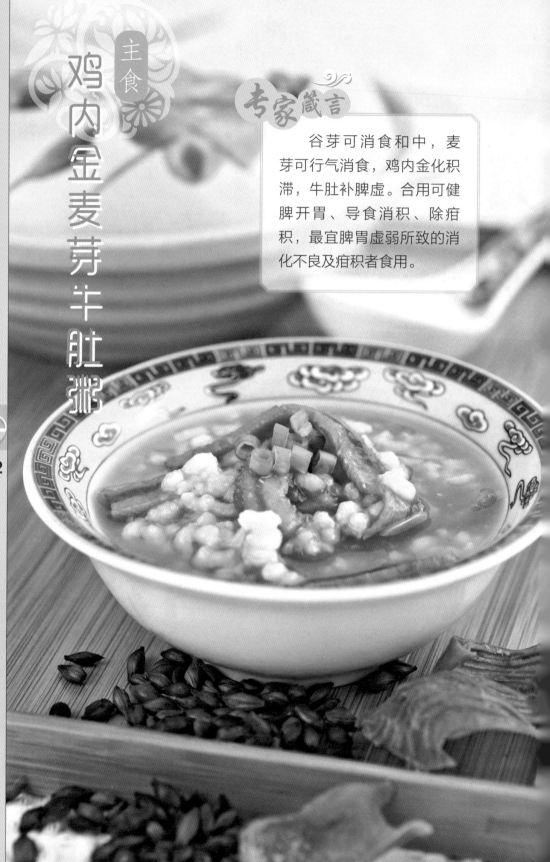

主食

鸡内金麦芽牛肚粥

专家箴言

谷芽可消食和中，麦芽可行气消食，鸡内金化积滞，牛肚补脾虚。合用可健脾开胃、导食消积、除疳积，最宜脾胃虚弱所致的消化不良及疳积者食用。

材料

牛肚100克，谷芽、麦芽各20克，鸡内金10克，粳米150克。

谷芽

麦芽

调料

香葱末、盐、鸡精各适量。

用法

随餐食用，每周2次。

宜忌

✓ 适合食积不消、腹胀口臭、食少不饥、脘腹胀痛、消化不良者食用。

✓ 疳积所致的形体消瘦、饮食异常、面黄发枯、精神萎靡或烦躁不安者宜食用。

✓ 四季皆宜食用。

✗ 无积滞者不宜多吃。

做法

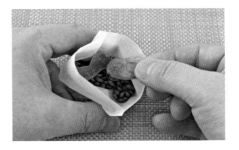

1 将谷芽、麦芽、鸡内金一起装入药袋内，封好口。

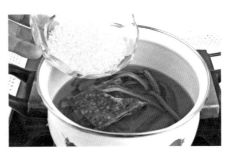

2 将牛肚洗净，切丝，和料包一起放入锅中，加适量水，煮20分钟，倒入粳米续煮至粥成。

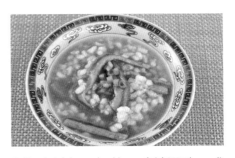

3 取出料包，加盐、鸡精调味，盛入碗中，撒上香葱末即可。

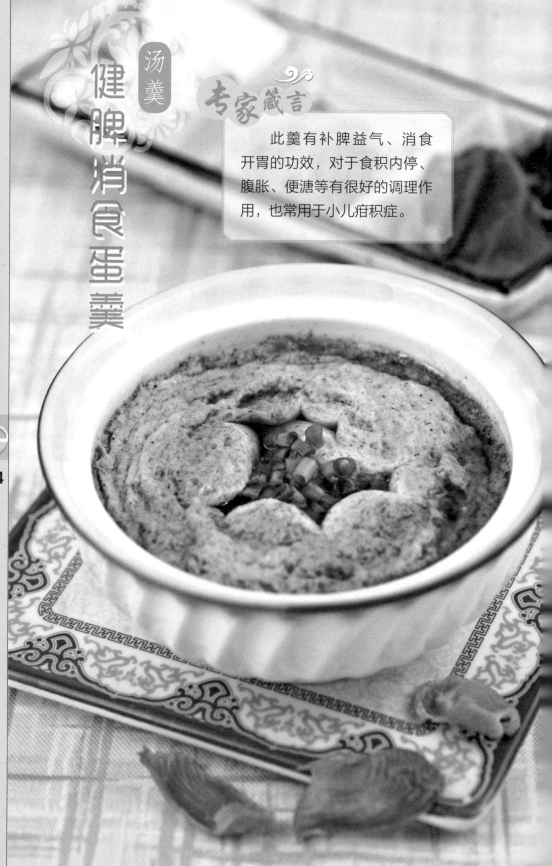

汤羹

健脾消食蛋羹

此羹有补脾益气、消食开胃的功效，对于食积内停、腹胀、便溏等有很好的调理作用，也常用于小儿疳积症。

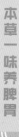

材料

鸡内金30克，山楂20克，山药、麦芽、茯苓、莲子肉（去心）各15克，鸡蛋1~2个。

调料

生抽、香油各5克，香葱末适量。

用法

可作早餐小点心食用，每日1次。

宜忌

✓ 适合脾胃运化不良、食积内停、食少难消、脘腹胀满、大便溏泻者食用。

✓ 小儿疳积所致形体消瘦虚弱、食少面黄、头发枯黄、腹胀、大便干稀不调、烦躁不宁或萎靡不振、易于躁怒、吮指、磨牙者宜食用。

✓ 四季皆宜食用。

✗ 脾虚无积滞者不宜多吃。

做法

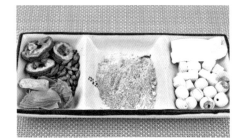

1 将除鸡蛋外的所有材料均研为细末，混合拌匀后盛装于密封容器中保存。

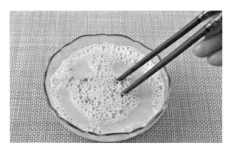

2 将鸡蛋磕入碗中，打散，调入5克药粉，拌匀，上蒸锅隔水蒸至鸡蛋熟透。

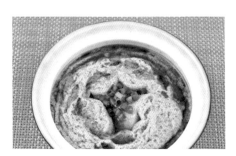

3 加入生抽、香油，撒上香葱末即可。

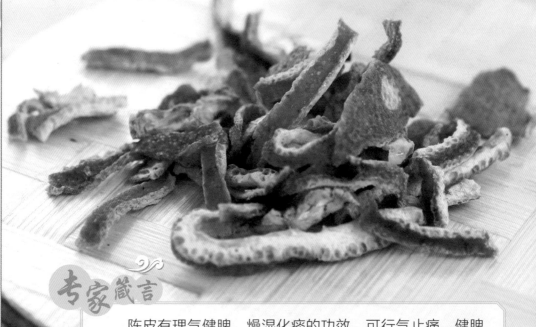

消积理气药

陈皮

别名　橘皮、黄橘皮、广陈皮。

性味　味苦、辛，性温。

归经　归肺、脾经。

专家箴言

　　陈皮有理气健脾、燥湿化痰的功效，可行气止痛、健脾和中，是理气要药。常用于脾胃气滞证，最宜寒湿阻中的气滞，可改善胸脘胀满、食少吐泻、咳嗽痰多等症。

古籍说法

《神农本草经》："主胸中瘕热，逆气，利水谷，久服去臭，下气。"

《名医别录》："下气，止呕咳。""主脾不能消谷，气冲胸中，吐逆霍乱，止泄。"

《本草纲目》："疗呕哕反胃嘈杂，时吐清水，痰痞咳疟，大便闭塞，妇人乳痈。入食料，解鱼腥毒。"

药材选料

本品为芸香科植物橘及其栽培变种的干燥成熟果皮。以片大、色鲜、油润、质软、香气浓、味甜苦辛者为佳。其中药效最好的是产于广东新会的广陈皮，普通陈皮亦可。

新鲜的橘皮不具备陈皮的药用价值，且鲜橘皮表面有农药和保鲜剂残留，对健康不利，不建议选用。至少要晒干存放1年以上，才能称为陈皮，且越陈越好。

新会
广陈皮

鲜橘皮

常用搭配

陈皮单用即有效。用于寒湿脾胃气滞，常与苍术、厚朴同用；用于食积气滞常与山楂、神曲等同用；用于脾虚气滞常与党参、白术、茯苓同用；用于止呕逆常与生姜、大枣、甘草同用。

用法用量

陈皮可煎汁、泡茶、浸酒、煮粥、熬汤或入丸、散。煎服用量在3～10克。

人群宜忌

适宜人群	不宜人群
中焦寒湿脾胃气滞或食积气滞、脾虚气滞等所致脘腹胀痛、恶心呕吐、泄泻、消化不良者 气机不调所致的呕吐、呃逆者 寒湿咳嗽痰多、胸痹气堵、短气者	内有实热及气虚、阴虚燥咳、舌赤少津者不宜

187

茶饮

陈皮生姜饮

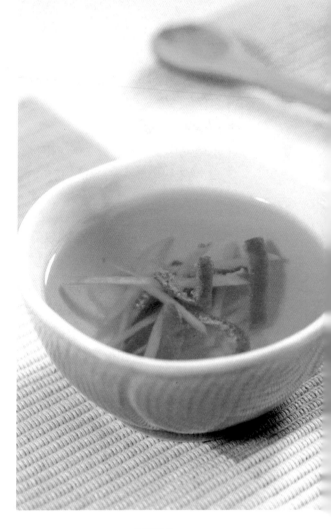

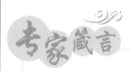
专家箴言

此茶可健脾化湿、行气宽中，是调和脾胃、止呕止泻的保健佳品。

宜忌

✓ 适合脾胃气滞、胃寒恶心呕吐、脘腹胀满、便溏泄泻、饮食减少、消化不良者饮用。

✓ 秋、冬季饮用尤宜。

✗ 胃热呕吐者不宜。

材料

陈皮10克，生姜7克。

做法

生姜、陈皮分别切丝，一同置于茶碗中，以沸水冲开，浸泡15分钟后即可饮用。

用法

代茶饮用，每日1~2剂。

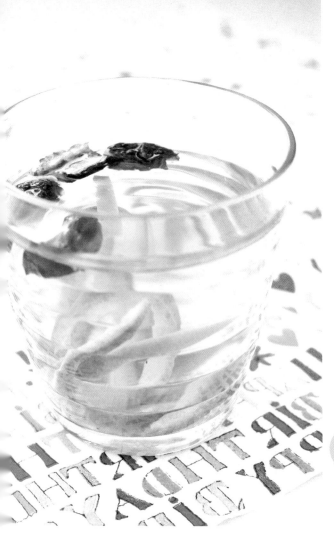

陈皮枣茶

专家箴言

此茶是理气和中的有效食疗方，是胃脘痛及消化性溃疡患者理想的调养品。

材料

陈皮8克，大枣6个。

做法

1 将陈皮切丝；大枣擘破、去核。
2 将陈皮、大枣放在杯中，用沸水冲开，闷泡15分钟后即可饮用。

用法

每日代茶频饮。

宜忌

✓ 适合胸腹胀痛、不思饮食、呕逆咳痰、胃痛嘈杂、食少便溏、体倦乏力者饮用。

✓ 秋、冬季饮用尤佳。

✗ 胃有实热、舌赤少津者慎用。

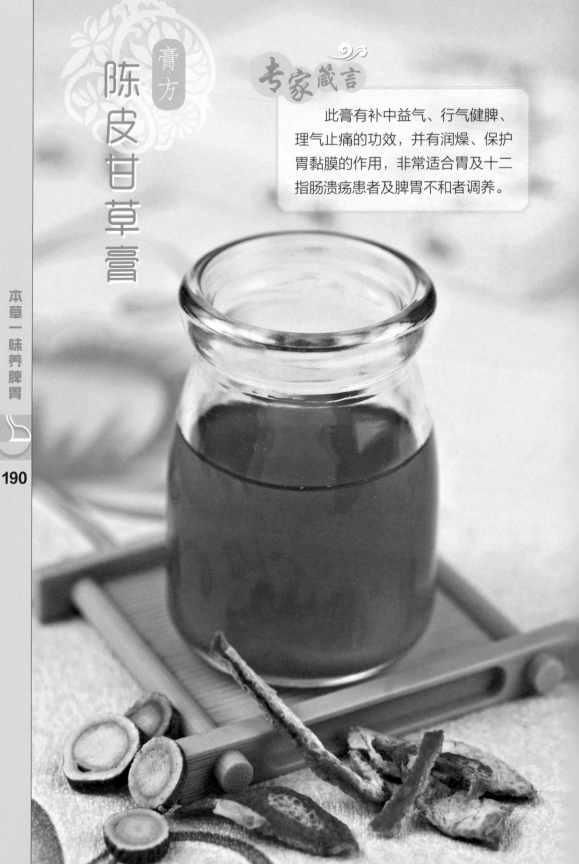

陈皮甘草膏

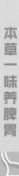
专家箴言

此膏有补中益气、行气健脾、理气止痛的功效，并有润燥、保护胃黏膜的作用，非常适合胃及十二指肠溃疡患者及脾胃不和者调养。

材料

陈皮、甘草各150克。

材料

蜂蜜适量。

用法

每日1剂，分3次服食。

宜忌

✓ 适合胃溃疡、十二指肠溃疡等患者服用。

✓ 脾胃不和所致的气滞腹胀、腹痛、呕逆、食少、乏力者宜食用。

✓ 秋、冬季尤宜食用。

✗ 胃有实热及元气不足者不宜服用。

做法

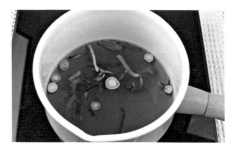

1 先将陈皮、甘草洗净，用清水浸泡、透发后，放入锅中，加水煎煮，滤渣取汁。

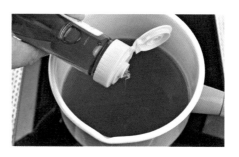

2 将汁重入锅中，兑入蜂蜜，用小火熬煮。

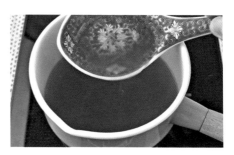

3 边煮边搅拌，至汤汁浓缩成稠膏即可，盛入干净可密封的容器内保存。

陈皮粥

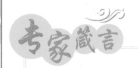

陈皮10克，粳米100克。

1 将陈皮切成细末，放入锅中，加水煎汁，去渣留汁。

2 粳米淘洗干净，放入药汁中，加适量水，煮至粥成。

每日早、晚空腹温热食用。

专家箴言

此方出自《饮食辨录》，有健脾理气、和胃止呕、化痰止咳的功效，是治疗消化不良的常用辅助食疗品。

宜忌

✓ 适合食滞胀痛、脘腹气痛、不思饮食、嘈杂吞酸、呕吐、咳嗽痰多者。

✓ 秋、冬季食用尤佳。

✗ 气虚及阴虚燥咳者不宜。

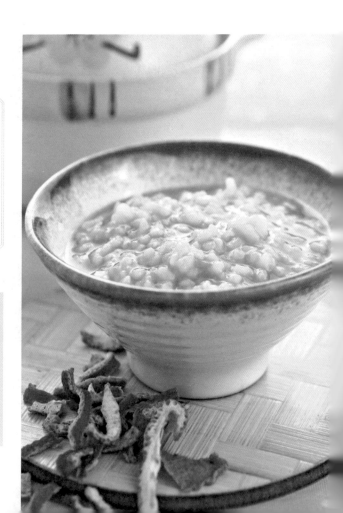

陈皮鸭汤

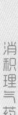

【材料】

陈皮、枸杞子各15克，鸭肉250克。

【调料】

料酒、酱油各15克，姜片、葱段各10克，盐适量。

【做法】

1 将鸭肉洗净，切块，焯水备用。

2 煮锅中放入鸭块和适量水，大火烧开，撇去浮沫，放入料酒、酱油、葱段、姜片、陈皮、枸杞子，改小火煮1小时，至鸭肉软烂，加盐调味即成。

【用法】

随餐食用，吃肉喝汤。

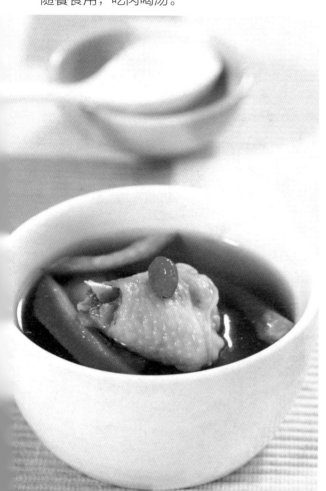

专家箴言

陈皮搭配滋阴补血的鸭肉，可起到理气健脾、燥湿化痰、开胃顺气、生津止渴等作用，滋补又理气，最宜脾胃不和者调养。

193

【宜忌】

✓ 适合脾胃不和、食欲缺乏、脘腹胀闷、呕逆气滞、咳嗽痰多者食用。

✓ 鸭肉为凉补佳品，夏季食用尤佳。

✗ 元气虚弱者不宜多食陈皮。

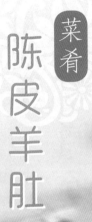

菜肴

陈皮羊肚

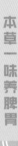

专家箴言

此方出自《普济方》，有理气、和胃的功效，善治反胃、饮食不下等症，是脾胃不和者日常保养的食疗佳品。

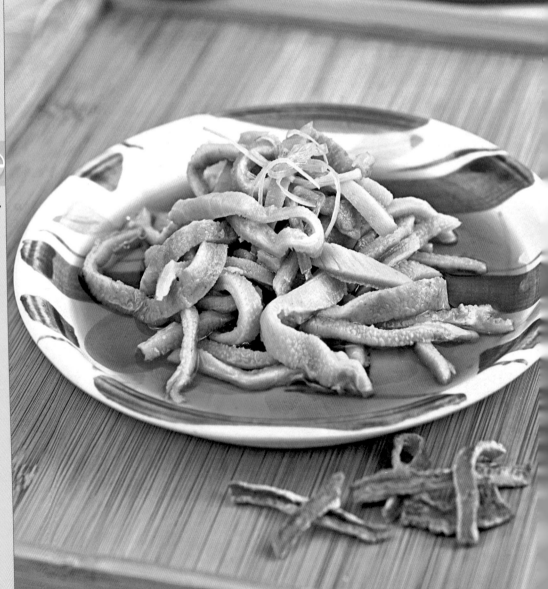

材料

卤羊肚200克，陈皮30克。

调料

豉汁、葱白各适量。

用法

随餐适量食用。

宜忌

✓ 适合脾胃不和、食欲不振、食少不下、反胃呕吐、胸腹满闷、脘腹胀痛者食用。
✓ 秋、冬季食用尤宜。

✗ 气虚者不宜多用陈皮。
✗ 羊肚胆固醇含量偏高，高脂血症者不宜多吃。

做法

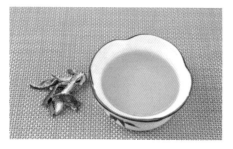

1 将陈皮加水，煎取浓汁备用。

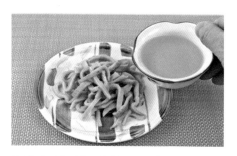

2 将卤羊肚切成丝，码盘，浇上陈皮浓汁。

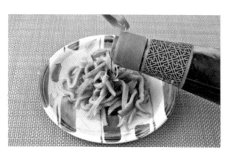

3 葱白切成丝，放在羊肚上，浇上热油，爆香葱丝，再淋上豉汁，食用时拌匀即可。

苏梗

别名 紫苏梗、紫苏茎、紫苏杆、苏枝。

性味 味辛，性温。

归经 归脾、胃、肺经。

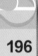

专家箴言

苏梗有宽胸利膈、顺气安胎的功效，主治胸脘痞闷、气滞、脘腹胀、嗳气、呕吐、噎膈反胃等症，兼治胎动不安。此药在治疗脾胃痛时相当常用。

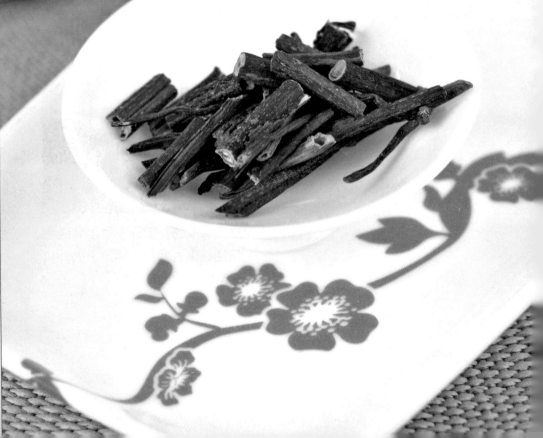

古籍说法

《本草蒙筌》："下诸气略缓，体稍虚者用宜。"

《本草崇原》："主宽中行气，消饮食，化痰涎。治噎膈反胃，止心腹痛。"

《药品化义》："苏梗，能使郁滞上下宣行，凡顺气诸品惟此纯良。"

药材选料

本品为唇形科植物皱紫苏或尖紫苏等的茎枝。秋季果实成熟后采割，除去杂质，晒干，或趁鲜切片，晒干。以老而粗壮、外皮紫棕色、分枝少、香气浓者为佳。一般秋末采收的为老苏梗，夏末随苏叶一起采收的为嫩苏梗，常做菜食或调料用。从疗效上看，老苏梗优于嫩苏梗。

老苏梗

嫩苏梗

常用搭配

苏梗可单用，或与陈皮、木香、砂仁等合用，以增强行气、理气、止呕的效果。

用法用量

苏梗多煎汁内服，也可入散剂。煎服用量在5～10克。

人群宜忌

适宜人群	不宜人群
✓ 脾胃气滞、痞闷作胀、脘腹及胸胁胀痛、嗳气、呕吐、噎膈反胃、不思饮食者	✗ 阴虚者不宜多用
✓ 胎气不和、胎动不安、恶心呕吐的孕妇	
✓ 水肿脚气者	

苏梗陈皮茶

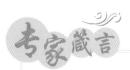

专家箴言

此茶可化解脾胃气滞，常用于胸腹气滞胀闷、不思饮食等症。

宜忌

✓ 适合脾胃气滞所致胸胁及脘腹胀闷、胀痛、噎膈反胃、呕吐、不思饮食者饮用。

✓ 四季皆宜饮用。

✗ 胃热呕吐者不宜。

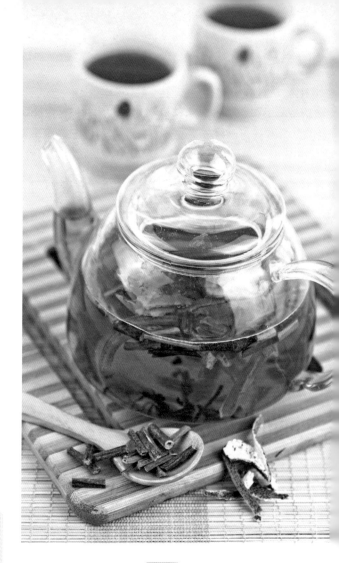

材料

苏梗、陈皮各10克。

做法

将苏梗、陈皮一同放入茶壶中，冲入沸水，浸泡15分钟后即可饮用。

用法

每日1剂，代茶频饮。

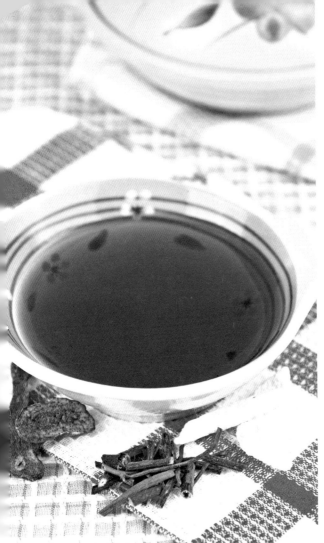

汤羹

苏梗降逆汤

材料

苏梗10克，木香6克，山药12克。

做法

将苏梗、木香、山药一起放入砂锅，加适量水，煎煮、取汁2次，每次煮30分钟，再把两次取的汁混合均匀。

用法

每日1剂，分2次服用。

专家箴言

此方为经验方，既能健脾益气，又能理气消积，主治胃脘痞胀不适、噎膈等症。

宜忌

✓ 适合脾胃虚弱、胃寒气滞、脘腹痞胀不适、噎膈者饮用。

✓ 秋、冬季节尤宜。

✗ 胃有实热者不宜。

图书在版编目（CIP）数据

本草一味养脾胃 / 余瀛鳌，陈思燕编著 . —北京：
中国中医药出版社，2021.8
（本草护佑全家人丛书）
ISBN 978 – 7 – 5132 – 7013 – 7

Ⅰ . ①本… Ⅱ . ①余… ②陈… Ⅲ . ①健脾 – 验方②益胃 – 验方
Ⅳ . ① R289.51

中国版本图书馆 CIP 数据核字（2021）第 107918 号

中国中医药出版社出版

北京经济技术开发区科创十三街 31 号院二区 8 号楼
邮政编码　100176
传真　010-64405721
河北品睿印刷有限公司印刷
各地新华书店经销

开本 710×1000　1/16　印张 13　字数 163 千字
2021 年 8 月第 1 版　2021 年 8 月第 1 次印刷
书号　ISBN 978 – 7 – 5132 – 7013 – 7

定价　59.80 元
网址　www.cptcm.com

服务热线　010-64405720
购书热线　010-89535836
维权打假　010-64405753

微信服务号　**zgzyycbs**
微商城网址　**https：//kdt.im/LIdUGr**
官方微博　**http：//e.weibo.com/cptcm**
天猫旗舰店网址　**https：//zgzyycbs.tmall.com**

如有印装质量问题请与本社出版部联系（010-64405510）
版权专有　侵权必究